U0079455

茶風系列

FORMOSA TEA

就是要這樣喝茶才健康

駱少君、呂毅◆等著

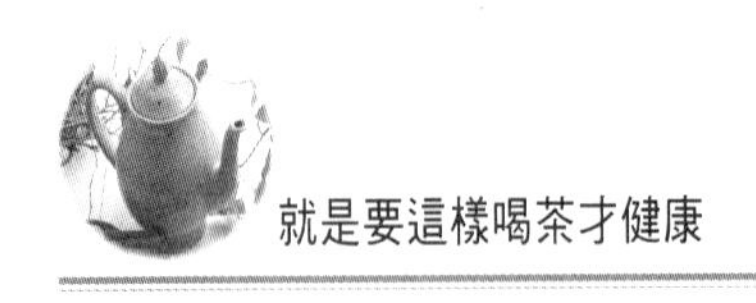

本書主編、編委

主　編	駱少君	中華全國供銷合作總社杭州茶葉研究院院長，研究員，國家茶葉質量監督檢驗中心主任，勞動和社會保障部特有工種（茶葉）職能技能鑒定站站長，高級評茶師
副主編	呂　毅	浙江大學茶學系博士研究生
編　委	趙玉香	國家茶葉質量監督檢驗中心感官審評室主任，高級工程師，高級評茶師，勞動和社會保障部特有工種（茶葉）職業技能鑒定站副站長
	楊秀芳	國家茶葉質量監督檢驗中心主任工程師
	李　強	中華全國供銷合作總社杭州茶葉研究院高級工程師
	郭雯飛	浙江大學化學系副教授，評茶師
	王星銀	雲南省茶葉公司高級工程師，高級評茶師
	陳郁榕	福建省茶葉質量檢測站站長，高級評茶師
	毛興國	湖南省長沙茶廠副廠長，高級評茶師

繁體版出版說明

中國農業出版社總編　傅玉祥

茶，自成爲中國之國飲，已千年有餘。迄今爲止，尚無一種植物如茶那樣，與人類的社會生活聯繫的如此緊密，對華夏文化的發展產生過如此巨大的影響。

改革開放以及市場經濟的推動，使以茶爲物件的生產、科研及文化的發展，又有了長足的進步。爲滿足廣大讀者對茶文化知識的渴求，中國農業出版社邀請在生產、科研及文化領域内有較深造詣的專家聯手編寫了《中國茶文化叢書》，叢書内容涉及茶文化的起源與發展，飲茶與健康，名山出名茶，名泉名水泡好茶，各民族的飲茶習俗，茶樓茶藝，茶具與名壺，茶詩茶畫，茶膳等方面。

臺灣宇河文化出版有限公司，在茶文化圖書的出版上的認識與我社略同，經雙方協商，我社授權宇河文化，在臺灣出版發行《中國茶文化叢書》的繁體字版，旨在推動兩岸茶文化的交流。

茶與生活的對話

宇河文化編輯室

茶的歷史，幾乎與埃及金字塔一樣悠久。

在人類歷史發展的長河中，可以說茶是一直伴隨著我們的祖先從原始社會走向文明的現代社會。使得茶不但成爲人們物質生活的必需品，更重要的是提供了精神生活上的一大享受，還成就中華文化藝術的一種品賞功效。因此，逐漸形成了茶禮、茶德、茶道、茶俗，甚至於茶會、茶禪、茶食等一整套生活習慣和風俗民情。

茶本身除有其獨特的功效（如提神益思、消乏止渴、除膩減肥、利尿解毒等）外，味濃香永，清碧潤澤，只須一灶一水，便可給人帶來清爽的香氣、鮮醇的滋味和爽心悅目的天然色澤，人人皆可輕鬆享受茶的潤澤。

許多文人墨客、風雅之士，爲後人留下了許許多多與茶相關的詩詞、歌舞、戲曲、神話等文學藝術作品，構成了豐富而多采的中國茶文化的主要內容，使得茶文化成了中國傳統文化的重要組成要素。

自從茶被中國人發現並加以利用後，人們飲茶已由茶飲、禮飲而逐漸變成一種欣賞與嗜好，更大大的超過了飲茶只是解渴的範疇。唐代茶神陸羽就認爲，茶並非僅只是一般止渴的飲料，而是一種具有生理作用和藥理功能的絕佳提神良品。

茶是我們的最好朋友，與茶對話，豐富了我們的生命內涵。捧一碗茶，除了甘甜解渴，更可讀人生。

白居易詩：「或吟詩一章，或飲茶一甌；身心無一繫，浩浩如虛舟。富貴亦有苦，苦在心危憂；貧賤亦有樂，樂在身自由。」

因緣中華子孫對於茶的特殊情感，也爲茶文化的推廣與傳承，多年來宇河文化投注很多心力用心耕耘，在「茶」的出版規劃上，提供了許多雅俗共賞，趣味與專業並蓄的好書，帶給廣大讀者完整的茶知識與茶哲學。

未來，我們仍將一本初衷。邀請您和我們一起進入美麗多彩的茶的世界。

前言

茶，從菜食、藥用到飲料，經歷了無數個春秋的磨鍊，幾乎與我們的祖先，同時在這塊大地上誕生。茶，從栽種、加工，到品飲，無時不具有生命，是一首爲人類的健康和繁榮而譜寫的交響曲。數千年來，無論在政治、經濟、科學和文化及日常生活中，茶都與我們這古老的國家戚戚相關，同生共長，它默默地維護著我們世世代代的健康，增進了我們民族的繁榮，爲我們創造了精神文明和無窮無盡的財富，是我們東方文化和健康的源泉，幾乎成了造物主給予我們的恩賜。

歲月在流逝，時代在飛躍，時髦的流行已隨著時代的洪流衝擊著世界的每個角落，人們的習慣在發生著巨大的變化，然而茶在我們的生活中依然沒有褪色，隨著現代文明的到來，又再次被認識到它對於人類繁榮的價值。從遙遠的祖先到現在，我們世世代代都有千千萬萬的人與茶相依爲命，以它爲伴、以它謀生、以它爲樂。如藏族古諺所

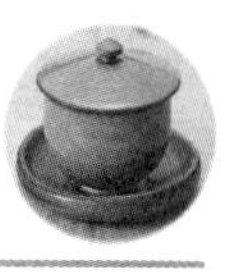

說：「茶是血、茶是肉、茶是生命。」（藏語：「加察熱、加霞熱、加梭熱」）；我國廣大邊區各民族的「寧可三日無糧，不可一日無茶」的信念依然長存。茶是人們永遠的健康衛士，更是新世紀的健康曙光。

把飲茶與健康，尤其是對當今的重要性介紹給廣大讀者，是我們茶人義不容辭的歷史使命。

本書從飲茶的歷史、茶的功能的研究進展、飲茶的益處及民間茶療方、飲茶要領等等方面，盡可能比較全面、科學、客觀地介紹飲茶對健康的作用及有關的實用知識，期望成爲讀者的有益參考。

編者

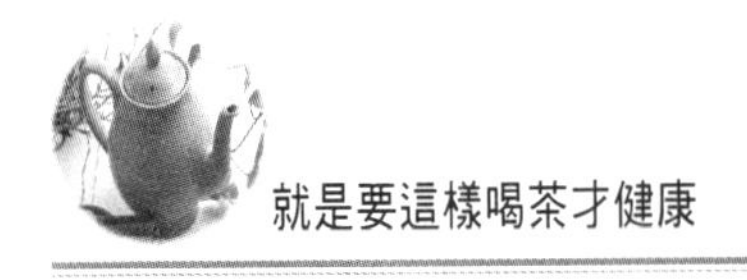

目　錄

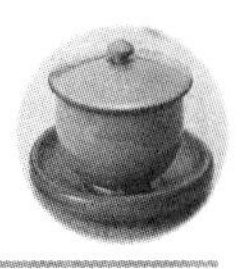

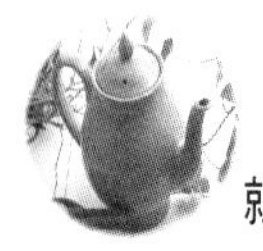

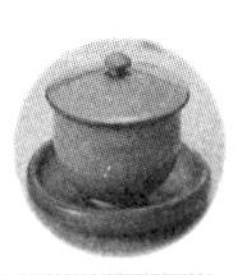

第一章
中國人與茶

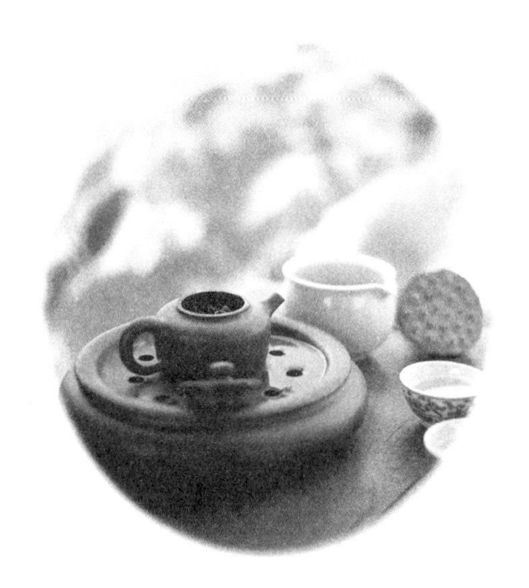

中國是茶樹的發源地，是茶葉的祖國，中國人是最早利用和飲用茶的民族。儘管19世紀曾出現過多種其他有關茶樹發源地的觀點，但經過100多年來大批學者的考察、研究、論證，最後還是回歸到茶樹起源於中國這一觀點上。茶樹發源於中國西南地區的雲南、貴州、四川一帶。

據考察已有 100 萬年左右了。中華民族更是最早發現和利用茶的民族。中國人與茶結緣最早。關於茶的發現和利用的傳說則可追溯到遠古時的神農氏。中國人與茶結緣最深。上至王公貴族，下至平民百姓，無不愛茶。茶的飲用，高深者可以用來參禪悟道，儒雅者能如詩如畫、陶然若醉、飄然欲仙，對廣大普通百姓而言則如柴米油鹽，是生活的必需品，而邊疆少數民族則「寧可三日無糧，不可一日無茶」。因爲中國人嗜茶，所以一些飲茶用具特別是紫砂壺也成爲人們把玩收藏的藝術品了。

是中國人讓茶的自然品質發揮得淋漓盡致。國外的茶主要是紅茶、綠茶和花茶，如日本主要是蒸青綠茶，印度、斯里蘭卡、肯亞、盧干達、印尼主要是紅碎茶和少量的炒青綠茶，印尼有一定量的花茶，而中國卻有綠、紅、青、黑、黃、白、花七大茶類，每大茶類又有很多品種類別，特別是綠茶，有烘青、炒青、晒青之分，炒青中又有長炒青、圓炒青、扁炒青之分。還有爲數衆多的名優茶。茶葉的所有品類，就是一般的茶葉專業工作者也不一定說得清。同是一片綠葉，經過勞動人民智慧的雙手變幻出如此衆多的、外形色澤不同、品質風格各異的茶產品來。

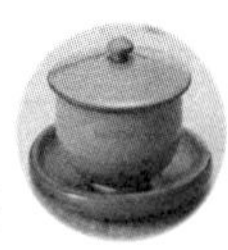

茶，這南方之嘉木，是舉世無雙的象徵，是純天然的藝術傑作，是一首爲健康而譜寫的交響樂。其中烏龍茶的製造是將茶的自然品質發揮得最爲充分的藝術。不添加任何東西，將茶做出各種美妙的香氣，有蘭花香、桂花香、荔枝香、水蜜桃香等。台灣一些學者將烏龍茶因發酵程度不同而產生的清香、花香、果香各種韻味變化比做從少女、少婦到老嫗的女性美。

一、茶從藥用到飲料的演變

茶的利用經歷了從藥用到食用到飲用，從煮食到煮飲到泡飲，從混飲到清飲的漫長演變。

中國，也是世界上第一部茶葉「百科全書」，唐代陸羽的《茶經》上面說：「茶之爲飲，發乎神農氏，聞於周魯公。」其根據是《神農本草經》的記載：「神農嘗百草，日遇七十二毒，得荼而解之。」「荼」就是茶的古寫。這就是說早在遠古時期中國就開始利用茶了，至今已有 5000 年的歷史。開始是作爲藥用。《神農食經》上說：「茶茗久服，令人有力悅志。」在原始社會，天然物是人們惟一的藥源，而茶具有衆多保健功能，所以人們是先將

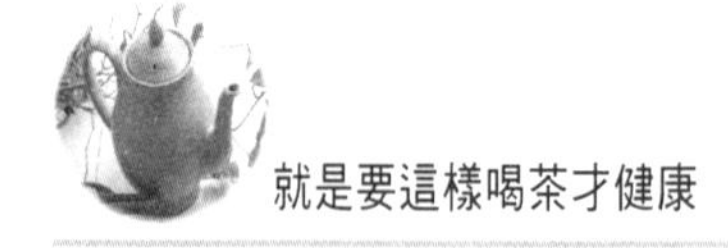

茶作爲藥用。中華民族向來是藥食同源的，因爲那時沒有食品、藥物、飲料的區分，它們都來源於天然植物、動物或其他天然物品。

所謂「神農」就是炎帝。是我們的遠祖。他不僅是農業、醫學和很多其他東西的發明者，也是茶的發現和使用者。神農是中國遠古時期一個神化了的人物。據考，有關神農的傳說只不過反映了原始社會時期我國南方一個氏族部落的一些變遷和史實。這個部落最早生息於川東和鄂西山區，他們發現了茶的藥用進而煮食。後來，他們西南的一支或後裔，分散到四川更廣的地方。湖北的一支或後裔，向東伸展到湖南、江西甚至更遠的地方。東移居留湖南的一部分又過江北移。在河南定居一段時間後又遷到山東，從而把神農發明茶的傳說和食用茶的習俗也帶到了黃河下游。當然這只是有關神農氏族發祥和遷徙的一種說法。而這種說法與史料中關於茶的開始一些情況較符合。

陸羽完全根據《神農本草經》而斷定「茶之爲飲，發乎神農氏」，認爲茶葉是神農氏發現利用的。繼而說：「齊有晏嬰，漢有揚雄、司馬相如，吳有韋曜，晉有劉昆、張載、遠祖納、謝安、左思之徒，皆飲焉。」而後來

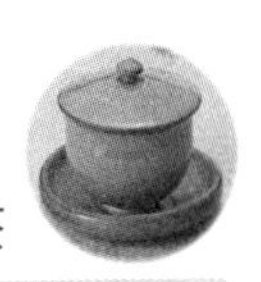

考證《神農本草經》是漢和漢以後的作品。神農是一個傳說，不是眞正文字記載的史實。但從各個角度分析考證，這也是可能的，雖然不能肯定。也許從另一個角度來看，「茶之爲飲，發乎神農氏」更確切：就是說，茶葉作爲飲料，是從神農氏發源而來；神農氏作爲藥用，現在（唐代）作爲飲料，作爲飲料的茶是從神農氏發現茶的藥用後慢慢演變而來（其間還作爲食用）。

但作爲藥用時的茶和作爲飲料時的茶完全是兩種概念。所以現代意義的茶，正如顧炎武在《日知錄》中所說：「自秦人取蜀而後，始有茗飲之事。」在巴蜀地區可能早就存在小範圍的飲茶習俗，到戰國末期，秦入川後，這種習俗得以傳播開來。這時的茶眞正作爲一種飲料在較大範圍內飲用。事實上有關我國何時開始飲茶確實有好幾種觀點，除上面的「史前說」和「三國說」外，還有據東晉常璩《華陽國志》：「武王旣克殷，以其宗姬封於巴，爵之以子。……丹、漆、茶、蜜……皆納貢之」而來的「西周說」；據明代楊愼《郡國外夷考》「《漢志》葭萌，蜀郡也」而來的「戰國說」。相對而言，「三國說」接受的人較多。

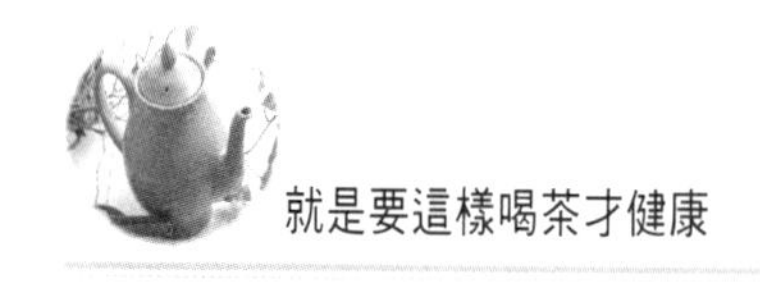

戰國時期茶葉已傳播到黃河中下游地區，但一般作爲食用。《晏子春秋》記載：「嬰相齊景公時，食脫粟之飯，文一，炙三弋五卵茗菜而已。」茶是作爲下飯的菜羹。三國《廣雅》記載：「荆巴間採茶作餅，成以米膏出之。若飲，先炙令色赤，搗末置瓷器中，以湯澆覆之，用葱、薑芼之。」這裏說三國時巴蜀間已會做餅茶，並將茶作爲一種飲料，但加葱加薑，還未脫離做菜羹的影子。到漢朝時，關於茶的記述多起來了。茶透過進貢，已傳到當時的京城長安。據《雨山墨談》，有趙飛燕賜茶的故事。據方志和其他古籍記載，漢朝便有「武陽買茶」和漢王到茗嶺「課童藝茶」的傳說。說明在漢代，北方宮廷和官宦家中已開始飲茶。在長江中下游地區已有種植。到晉朝，茶葉在南方已成爲一種普通之物了。以《桓溫列傳》、《世說新語》和《晉中興書》的記載爲例，在晉朝江南，「坐客天下飲」，敬茶已成爲一種普遍的待客禮儀。

在唐代茶葉成爲舉國之飲，差不多達到了茶在歷史上的最盛時期。唐開元年間，茶理隨禪教盛行北方。《封氏聞見記》所說：「開元中，泰山靈岩寺有降魔師，大興禪教。學禪務於不寐，又不夕食，皆許其飲茶。人自懷挾，

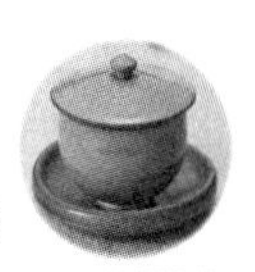

到處煮飲，從此轉相仿效，遂成風俗。」如唐代封演所說：「茶爲食物，無異米鹽，於人所資，遠近同俗。既祛竭乏，難捨斯須。田閭之間，嗜好尤甚。」在這個時候，世界上第一部茶葉專著——陸羽的《茶經》得以問世。朝廷還在浙江設立了歷史上第一個貢茶院——顧渚貢茶院。茶在唐代，平民百姓，視同鹽米；文人墨客，視爲雅事；寺院僧侶，與之同禪。

但就茶葉的地位而言，最高還是在宋朝，宋朝飲茶之風也最盛。這時已不是把茶作爲一般飲料而是把飲茶當作一種風氣，一種時尚，一種典雅的藝術。飲茶不僅是享受，還能「薰陶德化」，「厲志清白」。當時不管是在宮廷還是民間，鬥茶之風盛行，鬥茶就是比茶葉品質的優次，比泡茶水平的高低，並以此爲榮辱，如古詩句爲證：「勝若登仙不可攀，輸同降將無窮恥。」

宋朝的貢茶是歷朝歷代最講究的，貢茶的採造是不計成本的，壓製的龍鳳餅其精巧與精美幾乎達到了登峰造極的地步，當今仍效仿不及，挖掘不盡，品種花樣繁多，其名字的華麗與奢侈已難以復加，如龍團勝雪、萬壽龍芽、龍鳳英華、無比壽芽、萬春銀葉等等。

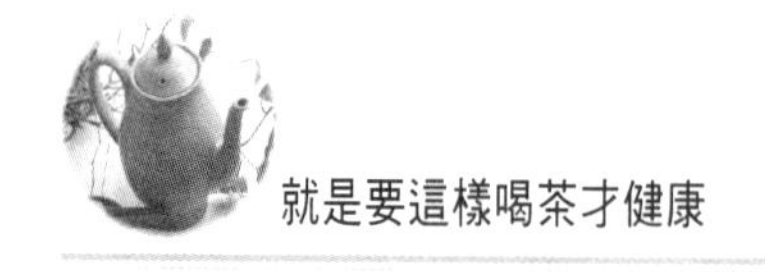

當時皇帝宋徽宗趙佶因受閩籍臣相愛茶的舉荐，而終成茶痴、品茶高手，御筆撰《大觀茶論》，栽種、採造、烹點、品嘗，無不完備。裏面寫道：「故近歲以來，採擇之精，製作之工，品第之勝，烹點之妙，莫不勝造其極。」並稱飲茶「可謂盛世之清尙也」！

自宋以後，不再追求奢華，喝茶則更講究實際了，明朝已「罷造龍團，改貢芽茶」。

茶葉飲用方法上，中唐以前是煮，到中唐興煎茶，是煮飲的改進，是水煮開後再將茶葉放入。宋朝時興點茶，非常講究，是泡飲的前身。到明代以後則以泡飲爲主。

從另一方面看，茶的飲用也是從調飲向清飲發展的，唐以前主要是調飲，唐朝的煎茶也不加鹽，宋以後則以清飲爲主了。如今在好多民間的飲茶習俗中還留有這種發展的遺跡，還有很多調飲的遺風。

與飲茶方式的發展相適應，製茶技術也不斷發展。在中唐以前，飲茶如同喝菜湯，也無製茶可言，中唐以後到宋元都以蒸青團餅茶爲主，唐・陸羽《茶經》記有七道工序：採、蒸、搗、拍、焙、穿、封。

宋・丁謂《北苑茶錄》記有採茶、揀茶、蒸茶、榨

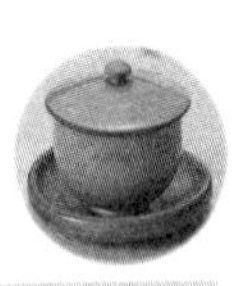

茶、研茶、造茶、過黃幾道工序。唐宋以蒸青團餅茶爲主。元朝後已以蒸青散茶爲主，自明代開始盛行炒青散茶，同時黑茶、烏龍茶、紅茶得以創製，花茶也成一大茶類。基本形成今天的局面。

茶從傳說中的神農發現，將其作爲藥用，到作菜羹，到唐代成爲全國飲用的飲料，經歷了幾千年的錘鍊，是一種充滿文化內涵、於人們健康有益的飲料。我們便可以感受到它清幽的韻、悠長的味。

二、百姓的柴、米、油、鹽、茶

傳說中的神農氏發現了茶，但是，不管是藥用、食用，還是作爲飲料，都是從最普通的老百姓開始的。最後才上升爲文人士大夫們的雅事。

無論是在一覽平川而氣候乾燥寒冷、水質硬度大的北方或是在群山峻嶺、溫熱而潮濕的南方，對於辛勤務農做工而勞作的百姓來說，每天必須補充大量的水分，飲茶自然成了最合適的方式。他們在長期的勞動實踐和生活實踐中，不斷發現茶的保健特性，不斷擴展它的用途，不斷豐富有關茶的知識，而茶的種植生產技術也不斷進步。從而

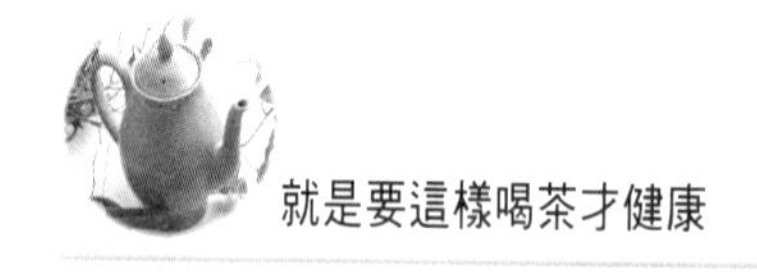

使老百姓與茶的關係變得更加密切，使茶成爲千百年來老百姓喜愛的飲料，並且也成了成千上萬甚而現在近億人的謀生的手段。並賦予茶很多的內涵、崇高的地位和親切的情感。有如「君子之交淡如水」，淡淡的卻終生相伴，淡淡的卻雋永於心。

一直以來民間都流傳著許多以茶入藥的偏方。據各種有關資料的記載以茶入藥的各種驗方、偏方至少有上千個。可醫治各種疾病。這也說明，中國老百姓千百年來與茶是「相依爲命」的。

老百姓喝茶雖不如士大夫們講究，但卻更加融入他們的日常起居的生活中，鄉情來往的情感交流中，樸實而且眞切，熱情而又自然，繁複而又情趣十足。城裏人喝茶雖然高雅，但卻顯得單調。至今我們也許還不清楚，茶在老百姓那裏到底有多少種喝法。

又如潮州工夫茶。這是一種成熟、比較講究的飲茶習俗。烏龍茶地區一般都是這種喝法。喝茶是他們生活中的一項重要內容。有專用的茶具，固定的程序。一把比拳頭略大的紫砂壺，配幾只比桃子還小的杯子。就像一隻母雞帶著幾隻小雞雛。可自酌自飲。而當朋友相聚，客人來

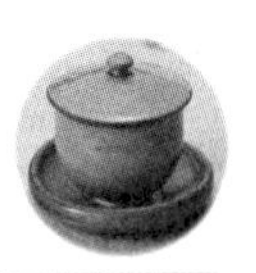

訪，喝工夫茶便是必不可少的了。主人泡，客人喝；邊泡邊喝，邊喝邊聊。完全處在一種極高的興致、無窮的情趣中。

在南方很多地方還流行著一種擂茶。

還有薑茶、傣族的竹筒茶、北京的大碗茶等等。

在擂茶、薑茶等飲茶習俗中，我們可以看到「粗茶淡飯」是什麼意思。他們吃茶一般都包括吃點心、乾果瓜子類。不僅如此，吃茶還常常和吃飯連在一起。吃飯沒胃口時，「煮杯茶吧！」或吃茶吃到用餐時分，而點心之類又不過癮，於是，「來碗飯吧！」茶裏本來就加鹽、加薑等的，如是就用茶泡飯。這種吃法雖然簡簡單單，但又顯得心滿意足。也許應該是「粗飯淡茶」的，但既然泡在一起，也就不分你我了，所以就叫「粗茶淡飯」了。

在很多山區，種茶是當地老百姓的主要收入來源，對他們來說「柴、米、油、茶」則有另一層含義。就是說有了茶才有油、鹽。由於茶歷來稅賦較重，各種名目的貢茶也較多，往往使老百姓收入菲薄，不堪重負。就是今天老百姓種茶製茶也是很辛苦的，也只求個粗茶淡飯。所以當我們「品茗樂逍遙時」，還應記得那些種茶做茶的廣大老

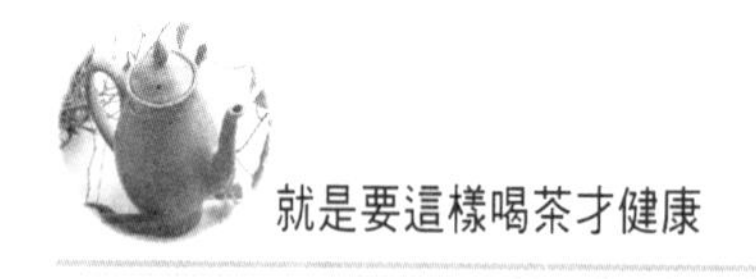

百姓。

三、「寧可三日無糧，不可一日無茶」的少數民族

茶葉何時傳入少數民族地區？一般認爲在唐代。唐代時茶葉作爲飲料，由原來主要南方飲用，傳到北方，成爲全國普遍飲用的「舉國之飲」。同時唐代國力強盛，經濟繁榮，是當時的亞洲經濟文化中心之一，實行經濟文化開放政策，與各國各民族交往頻繁。在這種形勢下，茶葉作爲一種物產、一種文化和習俗，自然而然地傳入世界很多國家、地區，當然更不用說周邊的少數民族地區了。據記載，唐貞觀十五年（641），文成公主出嫁西藏，陪嫁禮品中就有湖南貢茶「灉湖含膏」。這肯定還不是茶葉首次傳入西藏。

茶一經傳入，便成爲藏族、蒙古族、維吾爾族等兄弟民族的生活必需品。「寧可三日無糧，不可一日無茶」、「一日無茶則滯，三日無茶則病」，是他們生活的眞實寫照。他們日飲三五十杯，消費量很大。婚喪喜慶也離不開茶。《西藏圖考》記載：「西藏婚姻……得以茶葉、衣服牛羊肉若干爲聘焉……人死吊唁，富者以哈達問，並獻茶

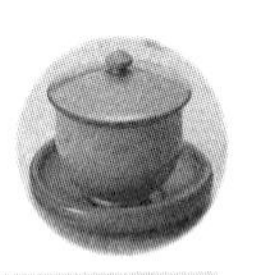

酒。」他們在明朝以前與中原一樣主要是飲用團餅茶，明朝開始以黑茶爲主。

少數民族嗜茶，與其所處地域的氣候乾燥、寒冷，以畜牧業爲主及與其飲食結構密切相關。中國邊疆少數民族多爲游牧民族。食物以高脂肪、高蛋白質的奶類、肉類及青稞、蕎麥等粗糧爲主，各種蔬菜瓜果較少。由於食物油膩、粗糙，難於消化，而茶剛好能解油膩、助消化。由於缺少蔬菜瓜果，所以缺乏礦物質和維生素，而茶中含有豐富的礦物質和維生素。喝茶，可以防止血液酸中毒。由於過多的奶肉食品的攝入，會使血液呈微酸性，茶葉中豐富的鹼性礦質元素能防止這種情況的發生，喝茶並可防止便秘、赤眼及高原缺氧、強輻射下的頭痛、可抗寒等等。

中國少數民族現在飲用的主要是磚茶。磚茶屬黑茶類。而現在磚茶的品質特徵是在歷史中慢慢自然形成的。以前茶葉從四川、湖北、湖南、雲貴等地運到邊疆少數民族地區，完全靠馬馱著長年累月地長途跋涉。所以茶葉往往在途中吸水、陳化，即後發酵。久而久之，形成現在以「後發酵」爲特徵的黑茶特有的色、香、味，其中茯磚茶的製造還要經過一道特殊的「發花」工序，長一種特殊的金花菌。

雖然都叫邊銷茶，各少數民族飲用的黑茶並不相同。藏族主要喜歡康磚，金尖、緊茶次之；維吾爾族等新疆少數民族喜歡茯磚、米磚、黑磚。蒙古族喜歡青磚，黑磚、花磚次之；青海主銷茯磚；甘肅主銷青磚。邊銷茶的重要性大於糧食，供應的區域及數量比較穩定，是少數民族的生活必需品。

飲茶習俗上，藏族喝酥油茶、清茶、奶茶。酥油茶是藏族人民佐餐的主要飲料。藏族群衆一般早起後要喝幾碗酥油茶才去上班，一天之內要喝五六次。酥油茶用酥油、磚茶、鹽和作料烹製而成，清香可口。藏北牧區的藏民和青海、甘肅的藏族同胞則喜歡喝奶茶。將康磚、茯磚搗碎後，在鍋中熬煮，然後去渣，加入牛奶，即成。蒙古族人民也喝奶茶，他們常常是「一日三次茶」、「一日一頓飯」。他們年人均消費量很高，達到 8 千克左右，多的在 15 千克以上。

維吾爾族人民則喜歡喝「香茶」。在熬煮過程中加入薑、桂皮、胡椒等香料。南疆維吾爾族人喝香茶，習慣於一日3次，並與一日三餐同時進行，也有點粗茶淡飯的意思。

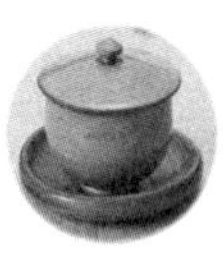

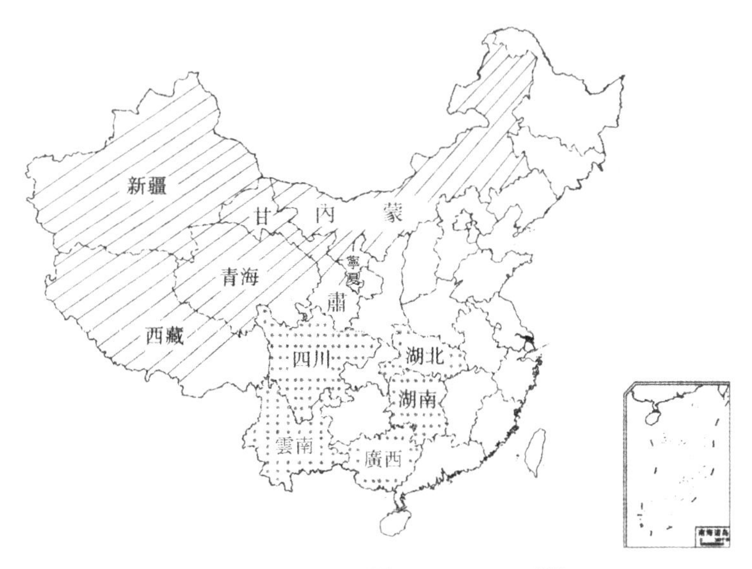

圖　黑茶的主生產地（▨）和主消費地（▨）圖

其他少數民族也各有各的飲茶習俗。

四、茶是中國傳統文化的象徵

當我們中國人特別是中老年人捧起一杯茶時，總有一種滿足感、一種親近感、一種歸屬感。心裏那麼踏實、那麼貼切、那麼的溫暖。因爲茶就是我們一生心靈呼吸的空氣，是中國傳統文化由口入心的流淌，是我們心靈最熟悉的感覺——茶是中國傳統文化的象徵，是精神健康的源

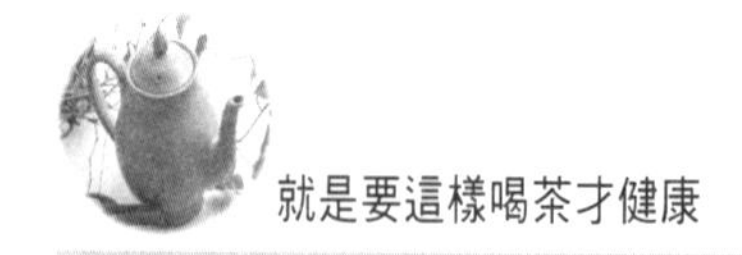

泉。

中國傳統文化是儒、釋、道三種哲學思想交織、演化而來，而這三種哲學思想都與茶相通。

佛教東漢時傳入中國，在唐朝得到很大發展，早在魏晉南北朝時，江南已開始飲茶了，中唐時，禪教盛行北方，使飲茶之風也隨之帶到北方，才形成舉國之飲的局面。所以茶與佛教一開始就結緣了。

在大寺廟中，一般都設有專門茶寮、茶室，有「茶頭」等管茶水，按時擊「茶鼓」召集僧衆飲茶。所以說吃茶是和尚家風。寺廟不但飲茶，還種茶、採茶、製茶，故有「自古名寺出名茶」。好多名茶都是僧侶創製。如唐代的福州方山露芽、劍南蒙頂石花，岳州邕湖含春、洪州西北白露、蘄州蘄門團黃，北宋的蘇州西山水月茶、杭州于潛（今臨安）天目山茶、揚州蜀岡茶、會稽日鑄茶、洪州雙井白芽以及黃山毛峰、六安瓜片、霍山黃芽、休寧松羅等。

自古「茶禪一味」，佛即茶、茶即佛，禪機如茶理。事實上飲茶是隨禪學的興起而得以普及的。「靜爲佛之首，空爲佛之本，苦爲佛之身，隱爲佛之理」。這些都能

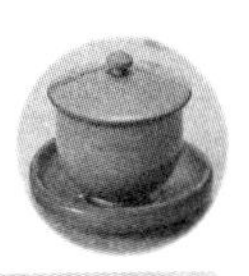

在一杯茶中參悟到。飲茶能參佛，佛入茶成禪。人在茶中與佛相通，佛在心中與茶共融，唐代高僧從諗的「吃茶去」就很能說明問題。

有一天從諗問新到的僧人：「以前到過這裏嗎？」僧人答道：「到過。」禪師說：「吃茶去！」然後又問另一僧人。答曰：「未曾到過。」禪師仍說：「吃茶去！」事後院主不解，問：「爲什麼到過也說吃茶去，不曾到過也說吃茶去？」從諗禪師便大聲叫道：「院主！」院主應聲而答，禪師說：「吃茶去！」中國佛敎協會會長趙樸初（已故去）也有詩曰：「七碗受至味，一壺得眞趣，空持百千偈，不如吃茶去！」

道家最知茶中樂。中國道敎，崇尚自然，追求天人合一。茶，直接來自自然，無半點矯飾，樸實無華，卻又匯天地之靈氣與精華。透過飲茶能感受到天人合一的境界美。人是自然的一部分，總有回歸自然，貼近自然的渴望，總想在情感上與大自然親近交流。

所以人們常常透過飲茶來寄情於山水，忘情於山水，在完全自然狀態來享受此刻人生。中國道敎講究養生，茶於心於身都是養生佳品。所以道敎更推崇茶葉。我們今天的好多養生觀念都來自道教，中醫主要是道醫。道教還講究「品茶議道」。古來道士嗜茶，他們逍遙自在，清靜無爲，在一杯茶中尋得無限樂趣。道教南宗五祖之一問玉蟾的一首《水調歌頭‧詠茶》，眞有成仙的感覺：

二月一番雨，昨夜一聲雷。

槍旗爭展，建溪春色占先魁。

採取枝頭雀舌，帶露和煙搗碎，煉作紫金堆。

碾破春無限，飛起綠塵埃。

汲新泉、烹活火，試將來，放下兔毫甌子，滋味舌端回。

喚醒青州從事，戰退睡魔百萬，夢不到陽台。

兩腋清風起，我欲上蓬萊。

古來儒士們對茶的品味最多，有的品出天下興亡，民間疾苦，有的品出儒雅與風流，有的品出春風得意，有的品出鬱悶無奈，人生況味皆在其中。他們最推崇茶的品性。蘇東坡在其《葉嘉傳》中將茶擬人化稱之爲葉嘉先生。稱讚茶葉「風味恬淡，清白可愛，頗負其名，有濟世之才」，「容貌如鐵，資質剛勁」，「眞清白之士也，其氣飄然若浮雲矣」。

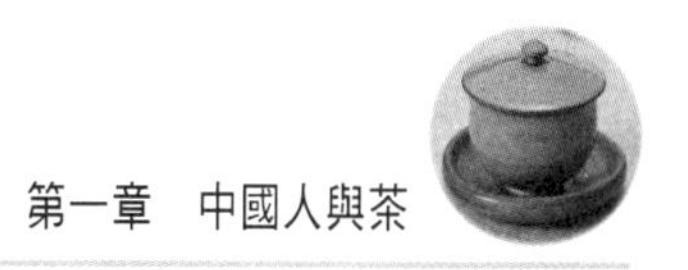

茶很平凡，但又脫俗；文人謙遜、謙虛，但又孤傲、超脫。

茶淡淡的，似覺無味，又有一種雋永持久之味；文人講究含蓄、委婉的中庸之道。

茶清、茶苦、茶寂，這與文人的「淡泊以明志，寧靜以致遠」。「達則兼濟天下，貧則獨善其身」的思想一致。

茶雅，能引人文思，鉤人興致。所以儒生儒雅、風流。

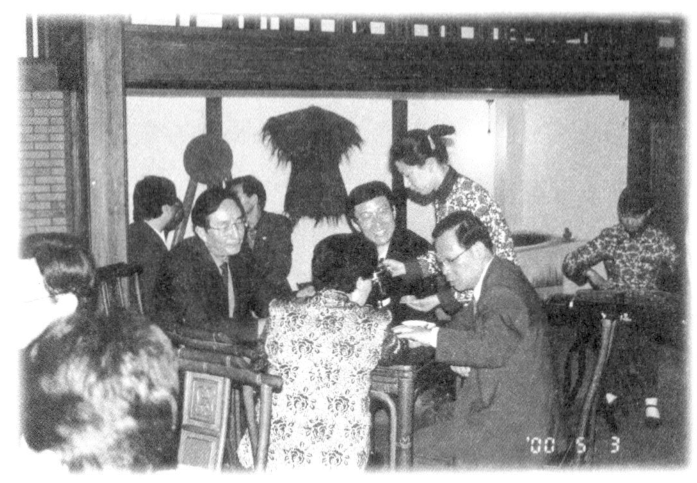

以茶爲樂的上海人

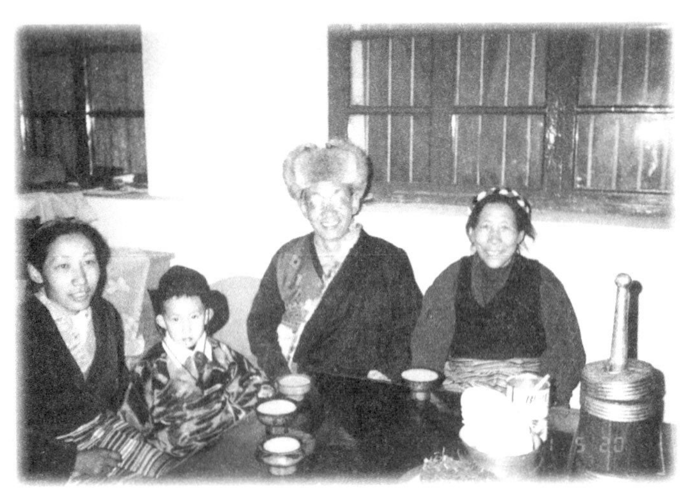

不可一日無茶的藏民和酥油茶

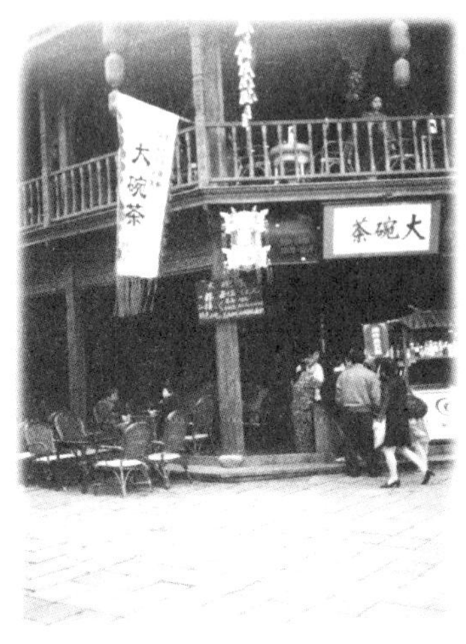

杭州河坊街大眾茶室

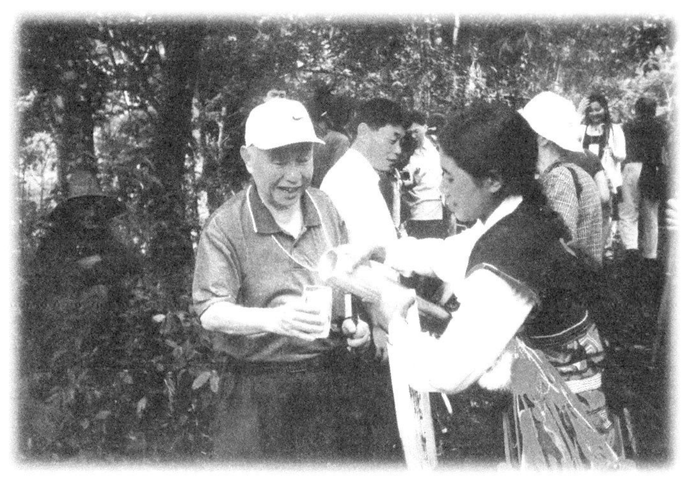

雲南西雙版納的烤茶

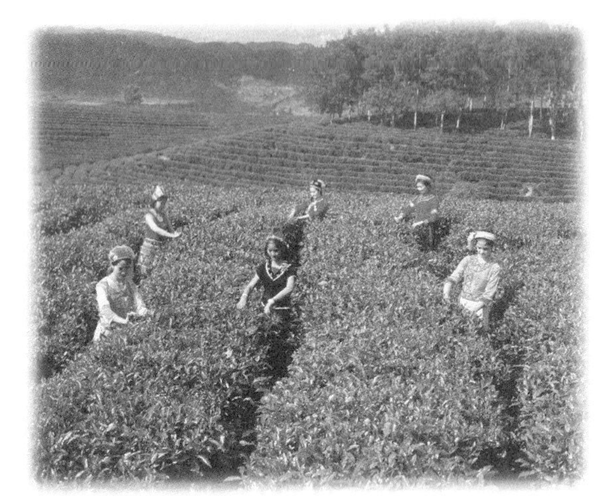

雲南茶區採茶（圖片來源：中國－茶的故鄉）

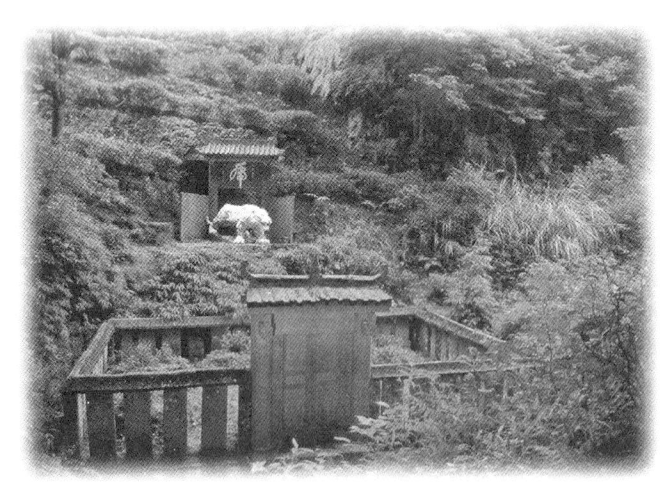

四川蒙山上清峰漢代甘露祖師吳理眞手植七株仙茶的遺址(圖片來源：中國－茶的故鄉)

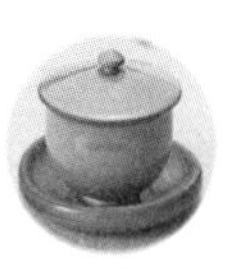

第二章
茶與醫學

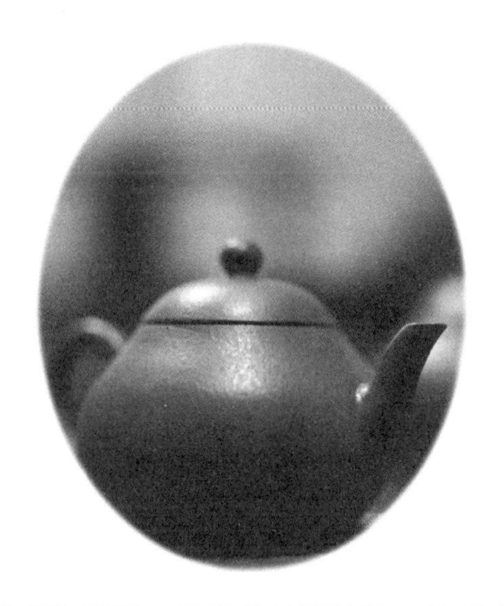

茶被發現和利用，是從藥用開始的。傳說中的神農有一個水晶般透明的肚子，東西吃下去後，人們可以在他的胃腸裏看得一清二楚。當時的人們，不知道用火將食物煮熟，而是生吃花草、野果、蟲魚、禽獸等食物，因此經常生病。神農爲了幫助人們解除病痛，就嘗遍了各種植物的

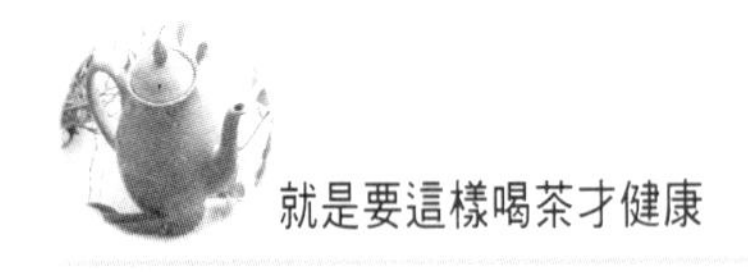

葉、莖、根等，以便讓人們知道哪些植物無毒可以吃，哪些有毒不能吃。有一次，在神農食物中毒的情況下，發現了茶樹，吃了茶樹的葉子後解了毒，從而發現茶有解毒的功能。此後，經後人的不斷實踐、不斷研究和探索，發現茶葉不僅有解毒之效而且能與其他中草藥配伍醫治很多病症。古今中外，有很多醫藥專著及茶葉專著談到茶，談到茶與健康的關係。

一、古時論茶效

㈠**中國歷代醫藥專著論茶**　早在公元前 2 世紀司馬相如著的《凡將篇》上述及的 20 多種草藥就有茶。

東漢（25~220 年）醫學家華佗的《食論》中提到「苦茶久食，益意思」，是茶藥理功能的最早記述。

張仲景所著的《傷寒論》認爲「茶治便膿血甚效」。

唐代（618~907 年）出版的《唐本草》記有「茶主瘻瘡，利小便，去痰熱渴」，「主下氣，消宿食」；《食療本草》載有「茗葉利大腸，去熱解痰」，「主下氣，除好睡，消宿食」；《本草拾遺》提及茶，「破熱氣，除瘴氣」，「久食令人瘦，去人脂」。

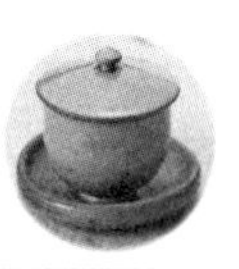

宋代（960~1279 年）出版的《本草圖經》稱：茶醒神、釋滯消壅……；《山家清供》亦稱：茶即藥品也，去滯化食。

元代（1271~1368 年）出版的《湯液本草》認爲「茶可治中風昏聵、多睡不醒」；《飲膳正要》認爲「凡諸茶，……去痰熱、止渴、利小便，消氣下氣，清神少睡」。

明代（1368~1644 年）出版的《食物本草》、《救荒本草》、《野菜博錄》、《本草綱目》、《本草經疏》，以及清朝（1644~1911 年）出版的《食物本草會纂》、《本草綱目拾遺》、《本草求眞》等著名的本草書記述了茶的功效。特別是公元 1578 年我國著名藥學家李時珍編著的《本草綱目》，是一部介紹飲食、藥用品最全面的集大成之作，同時它也記述了茶的藥理功能：「茶苦而寒，……最能降火，火爲百病，火降則上清矣。……溫飲則火因寒氣而下降，熱飲則茶借火氣而升散，又兼解酒食之毒，使人神思闓爽，不昏不睡。」又記載：「葉，氣味：苦、甘，微寒，無毒。主治：瘻瘡，利小便，去痰熱，止渴，令人少睡，有力悅志。下氣消食。作飲，加茱萸、葱、薑良。破熱氣，除瘴氣，利大小腸。清頭目，治中風

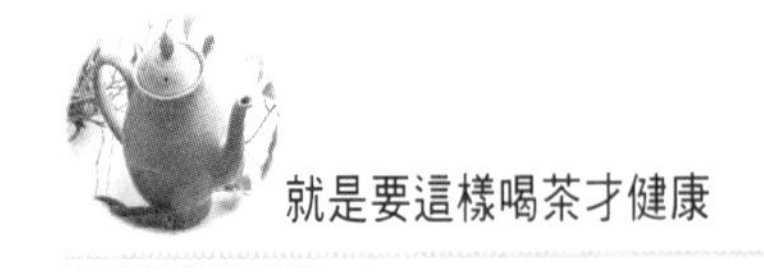

昏聵、多睡不醒。治傷暑。合醋，治泄痢，甚效。炒煎飲，治熱毒赤白痢。同芎藭、葱白煎飲，止頭痛。濃煎，吐風熱痰涎。」

此外，中外不少中草藥書上還記載茶樹根可治心臟病、口瘡、牛皮癬以及茶籽可治喘急咳嗽、祛痰垢、治頭腦鳴響等等。

㈡**中國歷代古醫方書記載茶療方**　從唐代開始，就有了臨床上用藥茶方的記載，如：

《千金方》記有以「煮茶單飲」治頭痛。

《赤水玄珠》記載有「茶稠散」方，即以茶、川芎、薄荷等治風熱上攻、頭目昏痛。

《萬氏家抄方》載有「茶柏散」方，即以茶、黃柏、薄荷等治諸般喉症等疾病。

《聖濟總錄》記有「薑茶散」方，以茶、生薑等治霍亂後煩躁不安；「海金沙」方以海金沙、茶等治小便不通，臍下滿悶。

《韓氏醫通》記有以豆、芝麻、茶等作爲抗衰老的補益方劑。

另外，在歷代中醫眼科文獻中用茶的方劑也特別多，

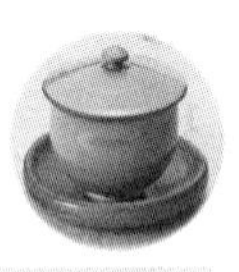

如《銀海精微》、《醫宗金鑒・眼科心法》、《審視瑤函》等名著中約有百餘張眼科名方中都用茶葉，而且大多至今仍在沿用。

㈢**中國歷代經史子集類及茶葉專著論茶效**　中國古代出版的一些經史子集類如三國・魏《廣雅》，晉《博物志》，梁《述異記》，唐《唐國史補》，宋《東坡雜記》、《格物粗談》、《古今合璧事類備要外集》、《嶺外代答》，元《敬齋古今黈》，明《三才圖會》以及清《黎岐紀聞》等約近 20 種史類資料論及茶的藥理作用。

同時，歷代出版的茶葉專著也都詳細介紹了茶的功效。如唐代陸羽所著的中國第一部茶葉專著《茶經》記載「茶之爲用，味至寒，爲飲最宜，精行儉德之人，若熱渴、凝悶、腦痛、目澀、四肢煩、百節不舒，聊四五啜，與醍醐甘露抗衡也。」唐代顧況《茶賦》認爲茶能「攻肉食之膻膩，發當暑之清吟，滌通宵之昏寐」。明代《茶譜》則將茶的功效歸納爲：「人飲眞茶，能止渴消食，除痰少睡，利水道，明目益思，除煩去膩，人固不可一日無茶。」

㈣**中國古代詩人頌茶效**　「破睡見茶功」，是唐代大詩人李白留下的詩句。宋代大文豪、大詩人蘇東坡曾把二茶詩中的兩個句子配成一副神韻絕妙的對聯，即「欲把西湖比西子，從來佳茗似佳人」，至今仍被人們讚嘆不已。另外，蘇東坡的詩句「何須魏帝一方藥，且盡盧仝七碗茶」對茶的功效也描繪得淋漓盡致。明代詩人汪道令在《和茅孝若山茶歌》中對茶效的論述如下：「昔聞神農辨茶味，功調五臟能益思。北人重酪不重茶，遂令齒頰饒羶氣。」

此外，唐代詩人皎然、柳宗元，宋代詩人范仲淹、梅堯臣等等在詩中都表達了各自讀茶的功效的感受和認識。

二、國外早期對「茶與健康」的論述

茶葉作爲商品 1610 年傳入歐洲，首先是荷蘭、葡萄牙，然後是俄國、英國等，1674 年傳入美洲，逐步遍及全世界。

茶葉開始傳入歐洲時，很多人認爲茶葉中含有大量鞣質，會把胃鞣壞，飲茶有害。由此引起了醫學界的廣泛爭論和研究，如下所述最後證明茶葉是種健康飲料。

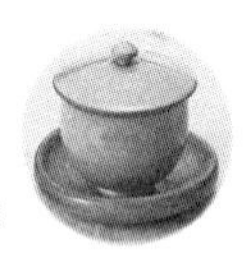

1646 年荷蘭Dr Med Tu-lpius等用長篇論文讚揚了茶對人體健康的好處。

1772 年英國Dr Co Lettson在《茶的醫學性質》中認爲：「茶是養生妙品，百病藥劑。並稱茶有三德：一、坐禪時，可通夜不眠；二、能助消化；三、是不發（抑制性欲）的藥。」

1863 年倫敦《Lancet雜誌》發表茶在心理上的作用的文章說：「細胞組織受若干感情的影響而迅速損耗時，茶有改變的功效。」

1883 年W. Gordon Stables在倫敦出版的《茶，健康飲料》說：「在午前或炎熱時，飲茶比飲酒更使人涼快、安靜及增加活力，其作用且頗持久。」還說：「飲熱茶有抗寒抗熱的功效，在炎熱天氣中，對恢復體力尤爲有效，且有使水清潔的效果。易於泡製攜帶，應作爲士兵在勤務中的飲料。茶可以減少疾病的傳染。」

《茶與飲料》認爲：「飲茶可以減輕疲勞。」「可以減少疾病的傳染。」

1902 年巴黎醫生louie le. Mery在巴黎出版的《食品論(A Treaties on Eoods)》說：「飲茶補身，好效果多，而不良影響少。在神經昏擾時，飲茶可恢復元氣。」

1903 年美國菲列得爾亞《藥學雜誌》發表文章說：「工作緊張，虛耗身體及精神能力殆盡時，飲茶有恢復元氣的效果，支起萎靡的精神，而無不良效果。」

1904 年倫敦《泰晤士報》Jonathan Hutchinson的文章說：「飲茶功用可以振作頹喪精神，使憤怒平靜，防止頭痛，而使頭腦適於工作，所以茶是神經營養劑。」

1907 年紐約《Mc. clures》雜誌發表Woods Hutchinson的文章說：「茶爲輔助食物。飲茶助消化，增進食欲。」

1908 年C. W. Saleeby在紐約出版的《健康、體力及快樂》上發表文章說「飲茶能使頭腦清醒，而咖啡則否。茶中咖啡純粹興奮劑，無別的作用。」

1912 年《茶與咖啡貿易》雜誌報導Medicochirurgical藥物系H. C. Wood說：「茶中咖啡鹼脊髓內對神經中樞作爲興奮劑，使肌肉收縮更有力，而無副作用，所以肌肉活動的總和較無咖啡鹼影響大。」

1913 年Michigan大學醫學院院長V. C. Vaughn在《咖啡鹼飲料的利益》一文是說：「茶葉咖啡鹼爲飲料而適度飲用，對大多數成人不但無害，而且有益。茶中咖啡鹼爲生理的興奮劑，使人常在醒覺和良好狀態中。」

1923 年《貿易雜誌》報導美國陸軍軍醫總監J. G. Mc Nanght說：「傷害病菌在純粹培養中放入茶湯內，經 4 小時，能減少其數量，20 小時，在冷茶中再無發現。」

1924 年日本三浦政太郎實驗，以缺乏維生素C的混合飼料，加新鮮的茶湯飼養豚鼠，可避免壞血病。

1925 年《貿易雜誌》報導哥倫比亞藥物學院院長H. H. Bwby認爲：「茶直接增進腦的活動，且刺激其固有機能，所以精神的平衡得以保持，增加心智活動，而不影響其機能。」

1942 年德國Baron Justus Von Liebig說：「茶中咖啡鹼爲有補於肝臟的飲料，因其所含成分使肝臟完成其功能。」

日本《茶》1965 年第 9 期報導：據東京大學的兩名研究人員的報導，在廣島原子彈爆炸事件中，凡有長期飲茶習慣的人存活率高，而且在爆炸後感覺良好。

前蘇聯烏克蘭科學院進行小鼠的輻射試驗，然後一組餵飼兒茶多酚類化合物濃縮物，一組不餵，結果不餵的全部死亡，而餵的大部分存活。因此認爲茶可以減輕輻射的傷害。

總的來說，國外早期的論述多半涉及茶葉中咖啡鹼的興奮作用。近幾十年的科學研究則較深入地揭示了茶葉多方面的保健功能及其作用機理。

三、近期國內外茶葉保健功能的研究進展

隨著近代科學技術及研究手段的發展，國內外醫學家、藥學家、營養學家及茶葉專家透過多年的潛心研究，應用現代醫學理論如自由基學說、免疫學說、抗氧化學說等等，利用生理、藥理、生化分析技術等研究技術的進步，從分子－細胞－組織水平逐步驗證了我國歷史中藥書上所記載的茶葉功效，而且茶葉中各種有效成分對人體的保健作用正在不斷地被挖掘及拓寬。

目前已探明茶葉中具有保健作用的活性成分，主要是茶多酚、咖啡鹼、茶氨酸、茶多糖以及維生素類和各種礦質元素等。國內外許多科學工作者對茶的保健功能的論證和開發投入了很大的熱情，取得了顯著的成績。如：

在 1953 年WHO主持的第一屆國際口腔衛生齒科專題討論會上，日本的大西正男教授就提出了因茶是高氟類植

物，可用飲茶來代替由美國倡議的，在自來水中添加氟元素來防齲齒的做法，此後大西正男教授爲茶葉防齲進行了近 30 年的努力和探索，證明了茶葉防齲的有效性及可行性，並在一定的地區得到了實施。

中國以北京口腔醫院爲主，對飲茶防治兒童的齲齒做了大量的試驗和調查，取得了較爲顯著的效果。

其中茶多酚的生理活性作用及其應用是目前研究最多、影響最大、成果最顯著的方面。

從國外到國內，從茶葉界到醫學、藥學界，引起了許多科學家、學者及企業的廣泛興趣和注意。如：

日本的奧田拓男、原征彥等對茶葉的多酚類的生理活性及清除自由基的基理探索上做了大量的研究。中國的樓福慶等研究了茶色素對防止心血管病的作用，韓馳等研究了茶多酚等對抑制腫瘤的作用。尤其是楊賢強等學者對茶多酚的提取、分離、生物學活性及茶多酚的應用方面做了大量深入地研究。對茶多酚進行了一系列毒理學研究，透過安全性評價，從分子－細胞－組織—臨床水平研究證明茶多酚是一種高效低毒的自由基清除劑及天然抗氧化劑。此外，對茶多酚的生物學活性方面也做了大量的研究，如茶多酚抗腫瘤、抗衰老、抗輻射、抗心腦血管疾病及降血脂等等。

20世紀80年代末期，楊賢強等又首先發明了用離子沉澱法提取茶多酚的專利技術，隨之開始了國內茶多酚的工廠化大生產。近幾年，採用膜技術、大孔吸附樹脂等先進技術來提取高純度茶多酚及兒茶素單體，並已將水溶性茶多酚改性成脂溶性茶多酚。

研發的以茶多酚爲主要原料的「億福林」心腦健膠囊等「准」字號藥物已列入國家中藥保護品種，並已相繼開發出具有抗輻射、降血脂、醒酒等等作用的多種功能性食品。

此外，王澤農報導了茶多酚等對抗放射損傷的效果；程書鈞等報導了茶多酚抗氧化及抑制黃麴霉素的作用；吳瑞榮等報導了對小白鼠肺癌的抑制作用。南京中山腫瘤研究所和中國科學院上海細胞研究所的研究證明綠茶提取物可提高小鼠的免疫功能。英國、前蘇聯、以色列、日本、美國等都紛紛開展了這方面的研究。

陳宗懋教授將1988～1993年發表的茶葉與動物癌症間關係的文獻歸納如表2-1。

表2-1　茶葉和茶葉有效組分與動物癌症之間關係實驗結果

器官與癌症	動物	茶樣品	致癌物	抑制作用	作　　者
胃癌	流行病學調查			—	Kinleen L. J.等(1988)
前胃癌	小鼠	綠茶提取物	亞硝酸	+	王志遠等(1992)
	大鼠	烏龍茶	MNNG	+	阮景綽等(1988)
胃、食道癌	小鼠	綠茶	NaNo	+	Lin等(1990)
胃、肺癌	小鼠	綠茶多酚	NENO, BP	+	Katiyar S. K等(1993)
食道癌	大鼠	烏龍茶、花茶、綠茶提取物	NMBZA	+	徐勇等(1990)
食道癌	大鼠	烏龍茶、花茶、綠茶提取物	NMBZA	+	韓馳等(1990)
食道癌	大鼠	綠茶、花茶、紅茶	NMBZA	+	徐勇等(1990)
十二指腸癌	小鼠	綠茶提取物	DEN	+	Fujita Y.等(1992)
小腸癌	大鼠	綠茶提取物	多種致癌物	+	Ito Y.等(1989)
直腸癌	大鼠	綠茶提取物	AOM	+	Yamanc T.等(1991)
肺癌	小鼠	綠茶、紅茶提取物	NNK	+	王志遠等(1992)
肺癌	小鼠	烏龍茶、花茶	亞硝酸	+	王志遠等(1992)
肺癌	小鼠	烏龍茶、花茶、綠茶	DENA	+	吳瑞榮等(1988)
肺癌	小鼠	烏龍茶、花茶、	尿烷	—	吳瑞榮等(1988)
肝癌	大鼠	綠茶	DENA	+	Qin G.等(1990)
肝癌	小鼠	綠茶多酚	BP,AFB	+	Mukbta H等(1992)
肝癌	大鼠	綠茶	AFB	+	Qin G.等(1988,1990)
肝癌	大鼠	綠茶提取物	AFB	+	覃國忠等(1991)
皮膚癌	小鼠	綠茶多酚	3-MC	+	程書鈞等(1988)
皮膚癌	小鼠	綠茶多酚	TPA	+	程書鈞等(1989)
皮膚癌	大鼠	EGCG	癌細胞	+	原征彥等(1989)
皮膚癌	小鼠	綠茶、紅茶、花茶	尿烷	+	吳瑞榮等(1988)
皮膚癌	小鼠	綠茶提取物	NaNO	+	閻玉森等(1992)
皮膚癌	小鼠	綠茶多酚	TPA	+	Agarwal R.等(1992)
皮膚癌	小鼠	茶多酚	Uv-B	+	Wang等(1992)
皮膚癌	小鼠	茶多酚	DBBA-TPA	+	Huang M. T.等(1992)
皮膚癌	小鼠	EGCG	TPA	+	Katiyas S. K(1992)
皮膚癌	小鼠	綠茶多酚	BP,3-MC	+	Mukhtar H. H.等(1992)

美國Katiyar S等將不同學者研究結果中的保護率資料綜合如表 2-2。

表 2-2 在飲水中加入綠茶多酚(GTP)或綠茶水提取物(WEGT)口餵 A/J 小鼠對由致癌物誘致的前胃和肺癌致癌過程的化學預防效應

致癌過程	致癌物	GTP或WEGT劑量	目標器官	保護效應(%)
致癌全過程	二乙基亞硝胺	1.25%WEGT	前胃	80
			肺	65
致癌全過程	苯幷芘	1.25%WEGT	前胃	71
			肺	56
致癌全過程	二乙基亞硝胺	0.63%和1.25%	前胃	59～63
		WEGT	肺	36～60
抗引發、抗促發		0.6%WEGT	肺	67～85
和致癌全過程		2.0%WEGT	肺	45
		560mg/L EGCG	肺	30
抗引發、抗促發	二乙基亞硝胺	2.5%WEGT	前胃	80～85
和致癌全過程			肺	41～61
抗引發、抗促發	苯幷芘	2.5%WEGT	前胃	60～75
和致癌全過程			肺	25～35
抗引發、抗促發	二乙基亞硝胺	0.2%GTP	前胃	68～82
和致癌全過程			肺	37～45
抗引發、抗促發	苯幷芘	0.2%GTP	前胃	45～56
和致癌全過程			肺	30～45

可見大部分實驗是支持茶葉和茶葉有效組分抗癌的。近年來又有更多實驗結果證實茶葉及其提取物具有抗癌作用。中國預防醫學科學院營養與食品衛生研究所韓馳等進行的一項國家科學基金重點項目的實驗結果表明：茶多酚、茶色素及兒茶素有較明顯的抗突變作用，對於癌症發生的啓動階段有明顯的阻斷作用。兒茶素ECG和GCG對細

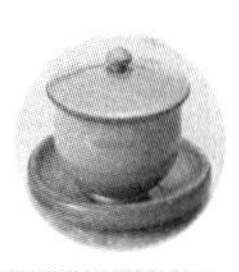

胞轉化的起始階段和促癌階段均有明顯的抑制作用。各種茶成分在短測試驗中均顯示出不同程度的對癌生成的抑制作用。對口腔黏膜白斑患者的干預研究表明飲茶對人體口腔黏膜上皮細胞的DNA損傷有保護作用。對吸煙引起氧化損傷和DNA損傷的干預研究表明，茶和茶製品均能保護吸煙所致的氧化損傷和DNA損傷，尤以「混合茶」和綠茶的作用更爲突出。

在上海虹口區和南匯縣進行的以人群爲基礎的飲綠茶與預防胃癌的病例對照調查，結果顯示飲綠茶者比不飲綠茶者發生胃癌的危險性降低 29 %。

日本亦調查發現，Shiguoka縣產茶和飲茶比例較高，而胃癌發生率顯著低於其他地區。Kono發現在日本北部Kyu-shu地區居民每天飲 10 杯綠茶，可降低胃癌的發病危險性，中地敬對日本人群隊列調查表明：每天飲 10 杯量的癌症患者要比每天飲 3 杯綠茶者多活 4.5 年(男性)、6.5 年(女性)。1993 年、1994 年上海調查結果顯示，飲用綠茶降低了食管癌的危害。上海市腫瘤醫院研究所鍾禮傑等在上海市進行飲茶與女性肺癌關係的流行病學研究，發現非吸煙者肺癌的危險性隨茶葉年消費量的增加而顯著下降。上海(1994年)及沈陽(1995年)開展的病例對照研究發現飲茶對女性肺癌的顯著保護作用，Zatonski等對波蘭人群胰腺癌調查發現，飲茶量多可明顯降低胰腺癌的危險程度。沈靜曾報導，江蘇啓東縣肝癌高發區肝癌死亡率爲141/10萬，低發區肝癌死亡率爲98/10萬，高發區飲茶率爲7.58％，低發區爲11.86％，差異極顯著。

最近美國又發表了中國特種茶之一白茶是食物中具有比綠茶更強抗癌效果的食品，引起了各方極大的關注。

還有很多流行病學調查方面的資料證明茶葉的抗癌作用。

據阮宇成等的報導茶葉含有的礦物質，包括了人體所必需的微量元素，茶葉中含有的維生素種類也較全面。

據王澤農的報導，茶葉有殺菌、止痛及防止燒、燙傷面水分滲出的作用，可作爲重金屬及生物鹼中毒的抗解劑。

據馬一民報導，飲茶可治眼病。

據何國藩等的報導，飲茶可減肥。

科學家們還在探索，相信茶的保健功能將更加明確。

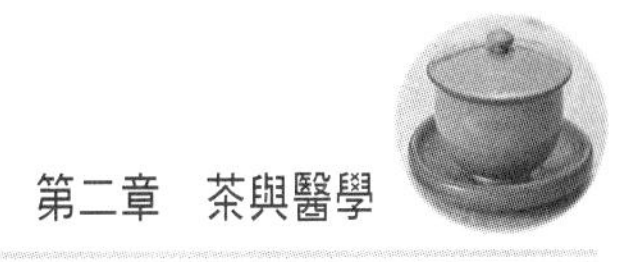

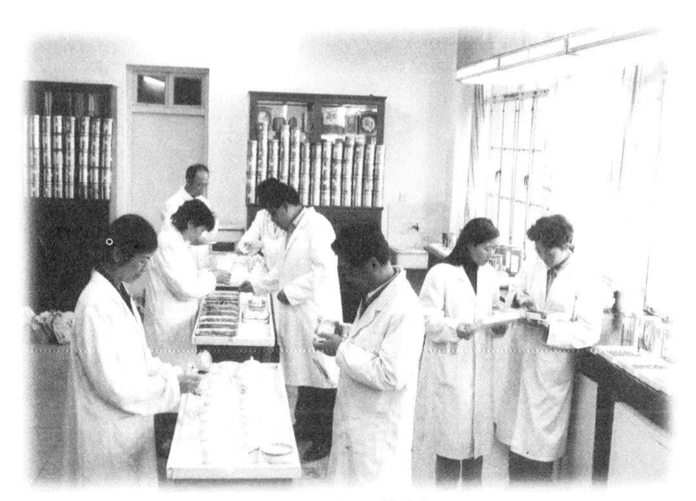

嚴密把關的評茶大師

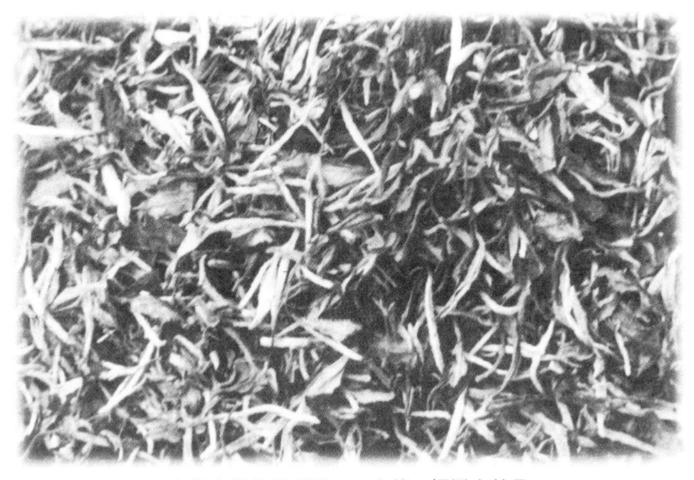

食物中的抗癌新秀——白茶，福鼎白牡丹

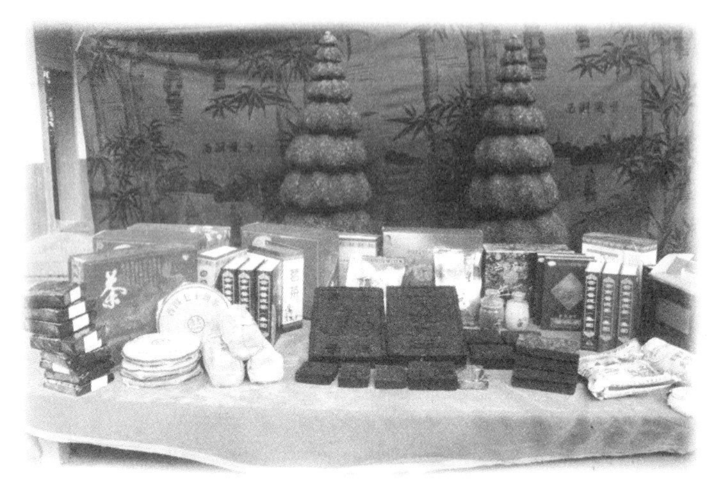

各種品類的普洱茶

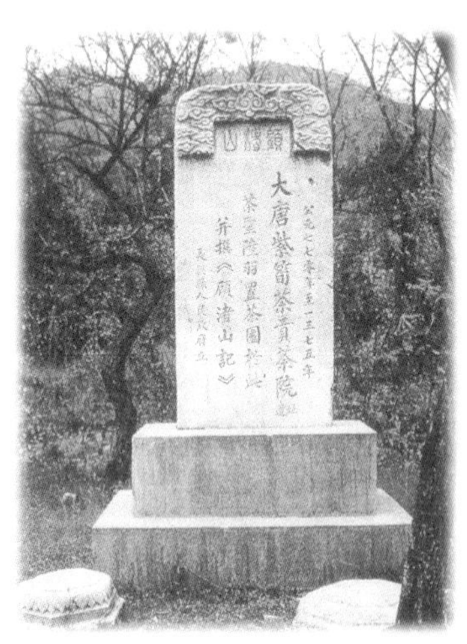

唐代頤渚山貢茶院遺址（圖片來源：法門寺地宮茶具與唐人飲茶藝術）

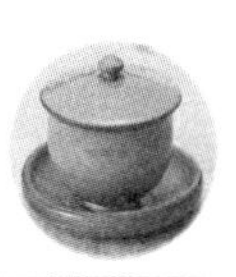

第三章
茶葉的保健作用

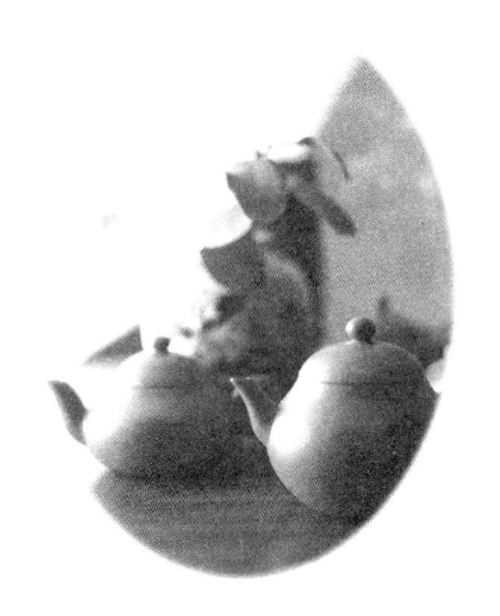

茶初為藥用，從《神農本草》到《本草綱目》，許多古書上都曾記載了茶葉的功用，主要有生津止渴、清熱解暑、安神益思、消食解膩、和胃止瀉、利尿通便、明目潔齒、殺菌解毒等，被稱為入「心、肝、脾、肺、腎五經」

〔註一〕的「萬病之藥」〔註二〕。如今科學研究證明這並沒有言過其實，同時還發現茶對一些現代病，如高血壓、糖尿病、癌症、心血管病、輻射等也有一定療效。這些效能產生於茶葉中的什麼成分，這些成分如何產生藥效之謎，多年來的科學研究成果正將一個一個地解開，發現茶葉中的多種成分的共同作用使其擁有抗「萬病」的能力，使人看到了活到茶壽（108 歲）的希望。

一、茶葉的化學成分

茶的鮮葉中含有 75 ％～80 ％的水分，乾物質含量爲 20 ％～25 ％。乾物質中包含了成百上千種化合物，大致可分爲蛋白質、茶多酚、生物鹼、氨基酸、碳水化合物、礦物質、維生素、色素、脂肪和芳香物質等(表 3-1)。其中健康功能最重要、含量也很高的成分是茶多酚。與其他植物相比，茶樹中含量較高的成分有咖啡鹼、礦物質中的鉀、氟、鋁等，以及維生素中的維生素C和維生素E等。茶葉中的氨基酸最具有獨自的特點，就是包含一種在其他生物中

〔註一〕明・李中梓：《雷公炮製藥性解》。
〔註二〕唐・陳藏器：《本草拾遺》。

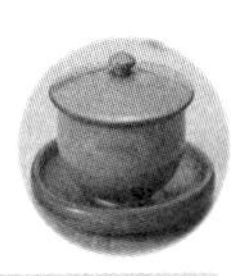

沒有的氨基酸——茶氨酸。這些成分形成了茶葉的色、香、味，並且還具有營養和保健作用。並且是否同時含有茶多酚、茶氨酸、咖啡鹼這3種成分是鑒別茶葉眞假的重要化學指標。

表3-1　茶葉中的化學成分及乾物質中的含量

成　　分	含量(%)	組　　成
蛋白質	20～30	谷蛋白、球蛋白、精蛋白、白蛋白
氨基酸	1～5	茶氨酸、天冬氨酸、精氨酸、谷氨酸、丙氨酸、苯丙氨酸等
生物鹼	3～5	咖啡鹼、茶鹼、可可鹼等
茶多酚	20～35	兒茶素、黃酮、黃酮醇、酚酸等
碳水化合物	35～40	葡萄糖、果糖、蔗糖、麥芽糖、澱粉、纖維素、果膠等
脂類化合物	4～7	磷脂、硫脂、糖脂等
有機酸	≦3	琥珀酸、蘋果酸、檸檬酸、亞油酸、棕櫚酸等
礦物質	4～7	鉀、磷、鈣、鎂、鐵、錳、硒、鋁、銅、硫、氟等
色素	≦1	葉綠素、類胡蘿蔔素、葉黃素等
維生素	0.6～1.0	維生素A、維生素B_1、維生素B_2、維生素C、維生素P、葉酸等

茶葉中的蛋白質含量雖高，但沖泡時能溶於水的僅2%左右。由谷蛋白、球蛋白、精蛋白和白蛋白組成。其中谷蛋白爲茶葉蛋白質的主要組成成分，占蛋白質總量的80%左右，但谷蛋白難溶於水。較易溶於水的爲白蛋白，約有40%左右的白蛋白能溶於茶湯中，能增進茶湯滋味品質。茶鮮葉的蛋白質中還包括多種酶，如多酚氧化酶，在茶葉

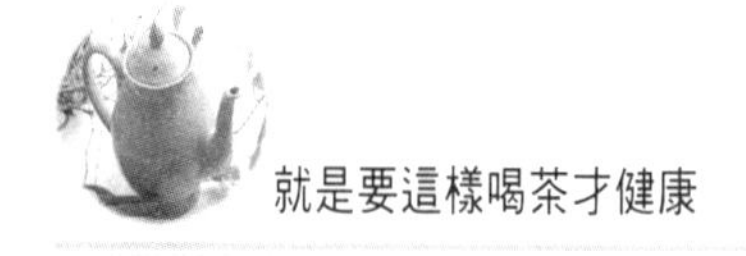

加工中對形成各類茶，尤其是紅茶、烏龍茶等發酵茶的獨特品質起重要作用。

茶多酚（又稱茶單寧）是茶葉中30多種酚類化合物的總稱，主要有黃烷醇類、花色甙類、黃酮類、酚酸類等。其主體物質爲兒茶素，占總量的70％左右。有多種生理作用，同時還是茶葉的滋味和色澤的主要成分，是構成茶葉品質的關鍵性物質。

茶葉中的生物鹼類，主要是嘌呤鹼。包括咖啡鹼、茶鹼、可可鹼、黃嘌呤、腺嘌呤等。這些物質廣泛地分布在植物中。茶葉中咖啡鹼含量最高，占2.5％～5.5％，這個含量超過咖啡豆(咖啡鹼含量1％～2％)、可可豆（咖啡鹼含量約0.3％）以及可樂豆(咖啡鹼含量1％～2％)。而泡茶時有 80％的咖啡鹼可溶於水中，是主要的苦味成分之一。咖啡鹼也有多種生理活性，其興奮作用是茶葉成爲嗜好品的主要原因。

氨基酸在茶葉中有30多種。有茶氨酸、半胱氨酸、脯氨酸、賴氨酸、精氨酸、甘氨酸、天冬氨酸、丙氨酸、穀氨酸等，包括多種人體必需氨基酸。茶葉的氨基酸中，茶氨酸的含量最高，占氨基酸總量的一半以上，其次爲精氨酸、天冬氨酸、谷氨酸。氨基酸有鮮味、甜味，是茶葉主要的鮮爽滋味成分，還對茶葉的香氣形成以及湯色形成起重要作用。茶樹的嫩葉中氨基酸的含量高於老葉中的含量，因此高級綠茶中氨基酸含量較高。

雖然茶葉中碳水化合物的含量很高，占乾重的25%～35%，但能溶於水的部分不多，只有1%～4%（表3-2），包括單糖，如葡萄糖、果糖、核糖、木糖、阿拉伯糖、半乳糖、甘露糖和雙糖，如蔗糖、麥芽糖、乳糖。大部分爲不溶於水的多糖，如纖維素、木質素等。還有雜多糖的果膠等。粗老葉中糖類含量較高。碳水化合物中的可溶性糖類是茶湯中主要的甜味成分和豐厚感的因素，同時碳水化合物還在茶葉加工中與氨基酸、茶多酚等相互作用，對茶葉的顏色、香氣的形成有重要影響。

表 3-2　各類茶中可溶性糖含量(%)

茶類	綠茶	紅茶	烏龍茶	黑茶
可溶性糖含量	2.0～5.5	2.0～7.0	1.6～1.9	4.0～4.8

茶葉中約有 30 種礦物質。主要成分是鉀，約占礦物質總量的 50 %，磷約占 15 %，其次是鈣、鎂、鐵、錳、鋁，還有微量成分，如鋅、銅、氟、鈉、鎳等。在嫩葉中，

鉀、磷的含量較高，老葉中鈣、錳、鋁、鐵、氟的含量較高。與其他植物相比，茶樹中鉀、氟、鋁等含量較高。

茶葉中含有多種人體必需的維生素。綠茶中含有較多維生素C。茶葉中維生素E的含量也比其他的植物要高。其餘還有維生素A、維生素B_1、維生素B_2、維生素K、維生素P等。維生素B_1、維生素B_2、維生素C、維生素P等爲水溶性，可透過飲茶補充人體需要。

茶葉中的脂肪類包括磷脂、硫脂、糖脂、甘油三酯等，茶葉中的脂肪酸主要是油酸、亞油酸和亞麻油酸，都是人體必需脂肪酸，是腦磷脂、卵磷脂的重要組成部分。

此外還有香氣成分。鮮葉中香氣成分較少，只有 60 多種揮發性物質，大部分香氣前體以糖苷的形式存在。在茶葉加工中，香氣前體與糖苷分離，成爲揮發性物質，即生成香氣。成品茶中已被確認的香氣成分多達 700 種，有碳氫化合物、醇類、醛類、酮類、酸類、脂類、酚類、含硫化合物、含氮化合物等。不同的茶類，其香氣成分的種類和含量也非常不同。這些特有的成分以及它們的不同的組成比形成了綠茶、紅茶、烏龍茶等各類茶的獨特的風味。

鮮葉中的色素有葉綠素、葉黃素、類胡蘿蔔素等，其

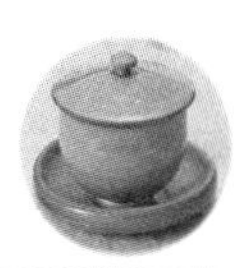

中葉綠素爲主要色素。而加工時，各種色素的氧化分解，茶多酚的氧化聚合，糖與氨基酸的反應等生成多種有色生成物，從而形成茶葉外觀、葉底和茶湯的顏色，也是決定茶葉品質的重要因素。

二、主要功效成分

㈠**茶多酚**　茶葉中富含多酚類化合物，主要成分爲兒茶素、黃酮及黃酮醇、花色素、酚酸及縮酚酸四類化合物。以兒茶素爲主的黃烷醇類化合物占茶多酚總量的60%~80%。茶葉中的兒茶素有表兒茶素（EC）、表兒茶素沒食子酸脂（ECG）、表沒食子兒茶素（EGC）、表沒食子兒茶素沒食子酸脂（EGCG）、表兒茶素雙沒食子酸脂、表沒食子兒茶素雙沒食子酸脂等，其中主要組分爲EGCG，占兒茶素總量的50%～60%，其次爲ECG、EGC和EC，分別占15%～20%、10%～15%、5%～10%。茶多酚呈苦澀味和收斂性，是茶葉滋味品質的主要成分之一。茶葉加工中，鮮葉中所含的兒茶素發生氧化聚合，產生多種從黃色到褐色的茶多酚的氧化聚合物，如茶黃素、茶紅素、茶褐素，這些是形成乾茶和茶湯的色澤的主要成分，紅茶、烏

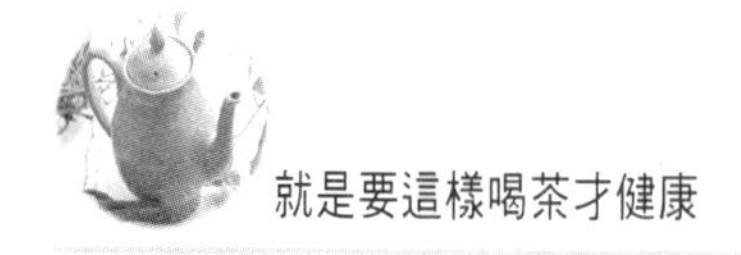

龍茶等發酵茶類中有較多的茶多酚氧化聚合物。而且，紅茶的茶黃素和茶紅素的含量及兩者的比例是決定紅茶品質的重要指標。因此，茶多酚在茶葉品質形成中起著重要作用。同時，茶多酚又有多種生理活性，爲茶葉保健功能做出巨大貢獻。

1.吸收與代謝 關於茶多酚的吸收代謝的動物實驗和人體試驗的研究主要使用兒茶素來進行的。口服的兒茶素只有 5 ％～8 ％透過消化系統被吸收，大部分透過糞便被排出體外。服用後 1～2 小時，血液中的游離兒茶素濃度達到最高，此後逐漸減少。進入血液的兒茶素爲攝取量的 2 ％左右。一部分兒茶素會被腸道中的微生物所分解。被吸收的兒茶素會分散到肝臟、腦、心臟、腎臟、骨、皮膚等許多組織。在肝臟，兒茶素被甲基化或變成葡萄糖醛酸、硫酸縮合體。這些縮合體和游離兒茶素一起透過血液循環進入末梢組織。血流中的兒茶素最終被排泄到尿中。兒茶素不但吸收率低，而且在體內代謝速度很快，血中的兒茶素約在 12 小時後基本消失，因此通常血液中兒茶素不會以高濃度存在。如能每天透過喝茶等方式不斷攝取兒茶素，以保持體內兒茶素的量，才可能有防病治病的效果。

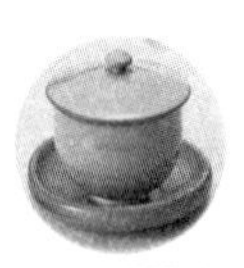

表 3-3　各類茶中的茶多酚含量（%）

茶多酚組成	綠茶	紅茶	烏龍茶	黑茶
EC	0.5～1.5	0.5～1.2	0.5～0.9	0.5～1.0
EGC	1.0～5.0	0～0.8	1.0～4.0	0.4～1.2
ECG	1.0～3.0	1.0～4.0	1.0～1.5	0.05～0.5
EGCG	5.0～10.0	3.0～5.0	3.0～9.0	0～0.3
兒茶素總量	10.0～20.0	4.0～10.0	5.5～12.0	1.0～3.0
茶黃素		0.6～2.0		
茶紅素		10～20		
茶多酚總量	16.0～33.0	18.0～30.0	13.0～18.0	1.0～19.0

2.抗氧化作用　人在正常的生命活動中，如體內代謝不斷產生有害的自由基。自由基的性質活潑，具有極強的氧化能力。體內自由基的濃度一般很低，並且體內有許多抗氧化系統，所以正常情況下不會引起危害。但如受生理（如疾病）或外界因素（如輻射）等影響，自由基代謝失去平衡，過量的自由基就可以誘發體內不飽和脂肪酸的氧化產生過氧化脂質，引起蛋白質的氧化聚合。不飽和脂肪酸是細胞膜的主要結構材料。自由基的產生和積累，會削弱和破壞細胞的正常功能乃至組織壞死，影響體內的正常代謝，從而引發疾病和機體的衰老（圖 3-1）。目前已知有上百種疾病的罪魁禍首是自由基。而抗氧化劑能清除自由基，阻止自由基的氧化反應，起到保護機體的作用。

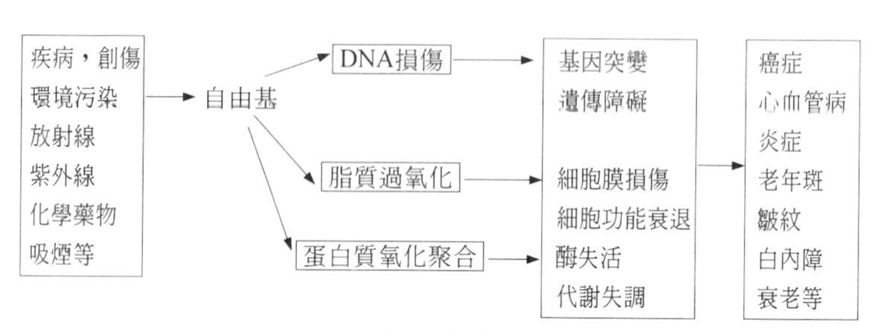

圖 3-1　自由基與疾病

茶多酚是一類含有多酚羥基的化學物質，極易與自由基反應，提供質子和電子使其失去反應活性，故具有顯著的抗氧化特性。在抑制油脂的氧化的試驗中發現，茶多酚在 10μg/mL的低濃度時，就和 200μg/mL的維生素E有相同的抗氧化能力，在 20μg/mL時其抗氧化能力比 50μg/mL的BHA強。可見茶多酚的抗氧化能力遠遠超過以前熟知的抗氧化劑BHA和維生素E。在相同濃度時，各個兒茶素的抗氧化能力爲EGCG＞EGC＞ECG＞EC。

研究表明茶多酚能消除O_2^{-}、‧OH、LOO$^{\cdot}$、‧NO、ONOO^{-}等多種無機和有機自由基，其能力大於維生素E、維生素C、BHT等抗氧化劑，其中EGCG、ECG的抗氧化性最大，並且茶多酚的聚合物，如茶黃素（TF）、茶黃素沒食子酸（TF3-G）也有相當強的抗氧化活性。茶多酚抗氧

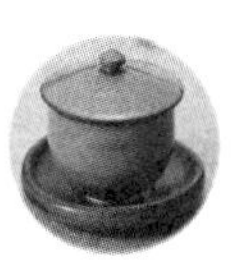

化性還能與多種氨基酸以及維生素C、維生素E有協同作用，一起使用有更好的抗氧化效果。

茶多酚的特殊結構使其還有絡合金屬離子的作用。一些過渡金屬離子，如鐵離子、銅離子等，對自由基引起的脂質過氧化的連鎖反應起催化作用。試驗表明茶多酚能透過多種絡合金屬離子來阻止其催化作用，從而有效地切斷連鎖反應。其絡合能力的大小爲EGC＞ECG＝EGCG＞EC。

生物體內有許多氧化酶，如黃嘌呤氧化酶系、P-450酶系、脂氧化酶、環氧酶等，會催化體內自由基的生成，茶多酚對這些氧化酶均有抑制作用。同時生物體內存在著抗氧化系統，其中包括過氧化氫酶(CAT)、超氧歧化酶(SOD)、谷胱甘肽過氧化酶(GSH)等多種抗氧化酶，這些酶在體內清除自由基，防止機體受活性氧的損害。茶多酚能增強肝臟、肺、消化系統、血液等組織中的抗氧化系統的酶的活性，並起到保護體內抗氧化酶的作用。

動物體內試驗中還發現，攝取茶多酚會抑制過氧化脂質的產生，維持體內維生素C、維生素E等抗氧化劑的濃度，抑制自由基引起的DNA的損害等。

綜上所述，茶多酚可從多種途徑來阻止機體受氧化：①清除自由基，②絡合金屬離子；③抑制氧化酶的活性；④提高抗氧化酶活性；⑤與其他抗氧化劑有協同增效作用；⑥維持體內抗氧化劑濃度。

3.抗癌、抗突變作用 由於環境污染的加劇、飲食的變化、運動量的減少等多種原因，癌症患者逐年增加。據統計，中國每年新發癌症病例160萬～200萬，並以3％的速度遞增且呈年輕化趨勢。癌症的發生過程爲：生物體內的某一個細胞受環境影響，其基因發生突然變異引起細胞膜和細胞質的變化，變成癌細胞後快速分裂增殖，最後發展爲癌組織。因此，抑制基因突變或抑制癌細胞增殖都能阻止癌症的發展。

對茶多酚能防癌、抗癌、抗突變的研究，在國內外許多刊物都有報導。大量的研究證實，茶多酚不僅可抑制多種物理（輻射、高溫等）、化學（致癌物）因素所誘導的突變（抗突變作用），而且還抑制癌組織的增生（抗癌作用）。在抗突變試驗中，茶多酚對多種致癌物質，如對香煙中的致癌物質、亞硝基化合物，以及紫外線、γ射線照射引起的基因突變有抑制作用，其中EGCG的作用最強。

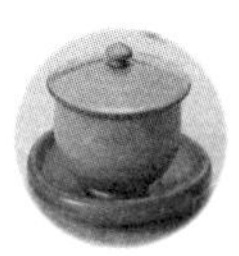

正常細胞發生基因突變成爲癌細胞後，正常情況下不表達的基因就得以表達，使得細胞無序增殖。細胞試驗發現茶多酚對這些癌基因的表達有抑制作用。將癌細胞移植到老鼠體內，再透過注射或食餌投給老鼠茶多酚，發現癌組織的增長受到抑制。

對於已經突變的癌細胞，茶多酚還能透過誘導細胞凋亡以抑制癌症的發展。已得到試驗證明茶多酚能誘導白血病細胞、胃癌細胞、腸癌細胞、乳腺癌細胞、前列腺癌細胞等多種癌細胞的死亡，而對正常細胞無影響。茶多酚的誘導癌細胞凋亡作用是EGCG、EC等多種成分配合使用時效果最好。

並且茶多酚還會阻止癌細胞的轉移。癌細胞會離開癌症的原發部位，透過浸潤進入血管或淋巴管，然後附著在管壁的上皮細胞、上皮基底膜上，並突破基底膜，離開血管轉移到身體的其他部位，在新的部位增生，從而引起癌症的擴散（圖3-2）。用肺癌細胞的體外試驗表明，茶多酚對癌細胞在上皮細胞及基底膜的著床有阻礙作用。

綜上所述，茶多酚的抗癌機理有：①抑制基因突變；②抑制癌細胞增殖；③誘導癌細胞的凋亡；④阻止癌細胞轉移。癌症防治的動物試驗確認茶多酚對皮膚癌、食道癌、胃癌、腸癌、肺癌、乳腺癌、胰腺癌等有抑制作用。最近在日本、美國已開始臨床應用的研究，也出現了一些有關成果的報導。

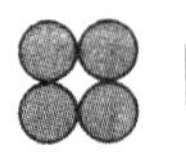
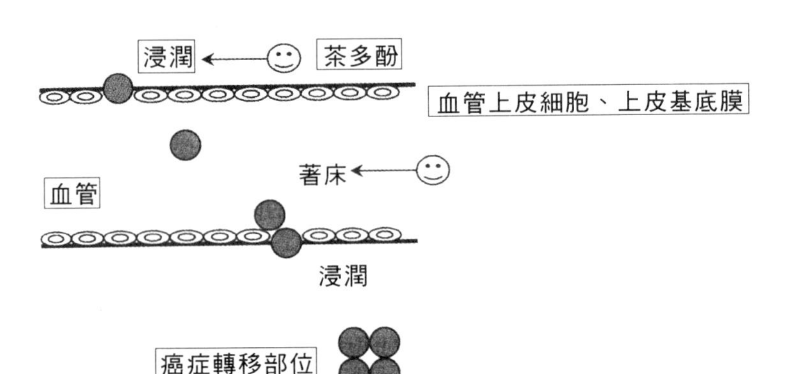

圖 3-2　癌症轉移模式圖（←爲茶多酚起阻礙作用處）

4.抗菌、抗病毒作用

⑴抗病原菌、抗病毒。喝濃茶治療細菌性痢疾是民間常用的方法。茶葉中的什麼成分有殺菌能力呢？將茶飲料

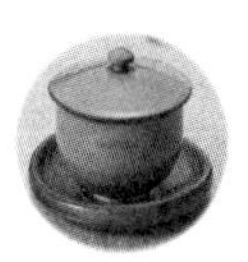

分成茶多酚部分與無茶多酚部分後，分別接種肉毒桿菌（食物中毒中常見的一類細菌）發現，茶多酚部分中的肉毒桿菌的芽孢數逐漸減少，無茶多酚部分中的芽孢數無顯著變化（圖 3-3）。將茶多酚的各個成分分離後的抗菌試驗發現，兒茶素單體和聚合體都有抗菌作用。因此茶葉的殺菌能力主要來自茶多酚。

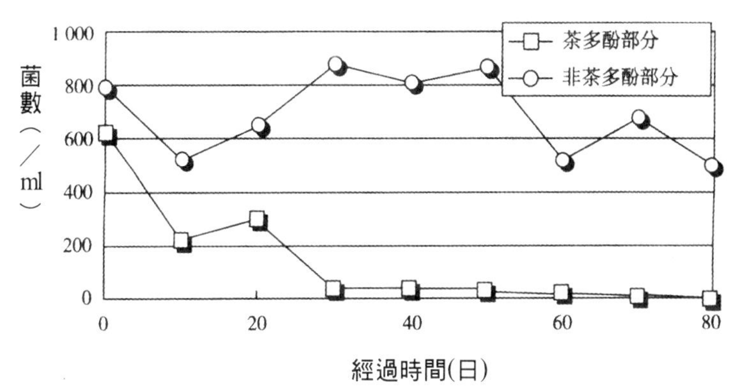

圖 3-3　茶飲料的茶多酚與其他成分中的肉毒桿菌芽孢數的變化

在眾多的抗菌試驗中發現茶多酚對金黃色葡萄球菌、變形鏈球菌、肉毒桿菌、大腸彎曲桿菌、空腸彎曲桿菌、腸炎沙門氏菌、產氣夾膜桿菌、副溶血弧菌、溫和氣單胞菌、福氏痢疾桿菌、宋氏痢疾桿菌等許多食物中毒細菌，尤其是對腸道致病菌具有不同程度的抑制和殺傷作用。但有趣的是，茶多酚對體內有用的微生物，如乳酸菌、雙歧桿菌卻無抗菌作用。因此，茶多酚能改善體內微生物的狀況。

除了抑制食物中毒細菌的生長外，茶多酚還對其他的多種病原菌有顯著的殺菌作用。如對白癬菌的殺菌作用。臨床試驗表明，每天用茶水擦身或進行足浴，5～7 週後體癬、足癬的症狀會完全消失。

此外，茶多酚還對百日咳菌、霍亂菌、白癬菌等病原菌有抗菌作用，黃色葡萄球菌的α-毒素、霍亂溶血毒素有抗毒素作用。

此外，茶多酚對流感病毒、腸胃炎病毒等有抗病毒作用。其機理爲抑制病毒對細胞的感染，以及促進被病毒感染的細胞發生凋亡，從而阻止疾病的發生。調查表明每天早晚用茶水漱口能預防流感。

⑵預防蛀牙、牙周炎。茶多酚的抗菌作用還表現在預防蛀牙效果上。蛀牙的發生，爲蛀牙菌產生糖基轉移酶，催化食物中的糖生成黏性強、不溶於水的多糖，形成牙菌斑黏附在牙齒表面。牙菌斑是微生物容易繁殖的地方，這些微生物利用食物中的糖生成多種酸，腐蝕牙齒。蛀牙是

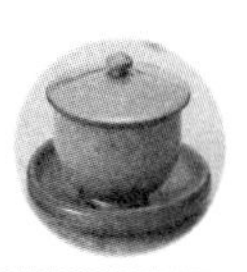

一種男女老幼都易發的多發病。預防和治療蛀牙一直很受關注。

試驗證明，茶多酚能抑制蛀牙菌的生長，其中EGCG的活性最強，其抑制蛀牙菌生長所需的最小濃度（MIC）為 1000μg/ml。茶多酚還能抑制蛀牙菌所產生的糖基轉移酶的活性，濃度 25～30μg/ml的ECG或EGCG就能基本把此酶的活性都抑制住，阻止牙菌斑的形成所需的多糖的產生。一般茶水中 100ml中有 50～100ml茶多酚，這個濃度足以抑制蛀牙菌的生長和牙菌斑的形成。並且茶葉中所含的氟也有顯著的防蛀牙作用。動物試驗和人體試驗證明經常喝茶或飯後用茶水漱口可有效地防止蛀牙。

牙周炎也是細菌引起的疾病，此炎症會引起齒齦萎縮，牙齒鬆動，嚴重時會造成牙齒脫落。茶多酚還被發現能抑制牙周炎的病菌的生長，並能減輕齒齦的萎縮。因此茶多酚對牙周炎也有預防作用。

5.除臭作用　口臭是令人煩惱的問題。口臭由多種揮發性化合物引起，包括揮發性硫磺化合物（硫化氫、甲硫醇等）、揮發性含氮化合物（氨類）、低級脂肪酸、醛類、酮類化合物等。這些物質有的因為口腔疾病、消化系

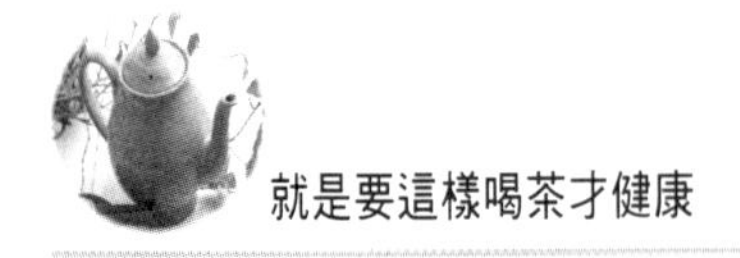

統和呼吸系統疾病而自體內產生的，有的來自食物，如大蒜、酒、煙等。

研究證明，茶多酚能有效地消除口臭。因爲茶多酚能與引發口臭的多種化合物起中和反應、加成反應、酯化反應等化學反應，生成無揮發性的產物，從而消除口臭。由於這個效果，茶葉提取物被用於一些牙膏、口香糖中。

還有臨床試驗證明，每日服用 300mg茶多酚，能減少糞便中的氨、硫化物、吲哚等有異臭的揮發性物質，從而能減輕糞便的臭氣。

6.抑制動脈硬化作用　心血管疾病的病因主要是動脈硬化。動脈硬化中最多的是粥樣動脈硬化，由於血液中脂類濃度偏高，膽固醇和其他脂質沉積在動脈內膜而引起。正常人的血液中有120～200mg/dl的膽固醇和50～140mg/dl的中性脂肪。膽固醇和脂肪不溶於水，被包在磷脂和蛋白質中以脂蛋白的形式存在血液中。血液中的脂蛋白膽固醇根據其密度大小被分爲低密度脂蛋白（LDL）膽固醇和高密度脂蛋白（HDL）膽固醇。血液中LDL膽固醇濃度高時，會引發動脈硬化，相反HDL膽固醇濃度高時，動脈硬化會受到抑制。動物試驗中發現，茶多酚（包括兒茶素及

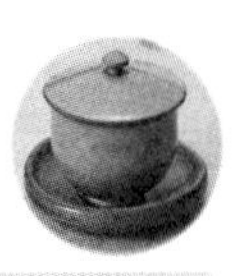

其氧化聚合物）會抑制血漿中LDL膽固醇濃度的上升，主要作用機理爲抑制消化系統對膽固醇的吸收，促進體內脂質、膽固醇的排泄。並且給老鼠喝綠茶、紅茶、烏龍茶、普洱茶，都發現有降低血液中膽固醇、中性脂肪的效果。大量的調查研究發現，喝茶多的人其血液中膽固醇總量較低，而其中主要是LDL膽固醇的量的減少，HDL膽固醇沒有大的變化。因此，喝茶可改善血液中膽固醇的比例，從而達到預防心血管病的效果。

血小板凝集形成血栓也是動脈硬化、心肌梗塞的原因之一。茶多酚還能抑制血小板凝集以防止血栓的形成，在體外試驗中茶多酚的抗血小板凝集作用比阿司匹靈還強，其中ECG、EGCG的效力分別爲阿司匹靈的 5 倍和 4 倍。

7.降血糖作用　隨著飲食結構的改變，尤其是高能量食品的攝取量的增加，糖尿病患病率呈上升趨勢。正常情形下，攝入體內的糖分轉化爲能量被使用。當攝入體內的糖分過多時，無法轉化爲能量的部分留在血液中引起血糖濃度上升，引發糖尿病。預防糖尿病的方法有控制飲食。治療糖尿病的藥有一種爲增加體內的胰島素，以促進血糖的代謝；另一是抑制體內澱粉酶、蔗糖酶的活性，使得攝

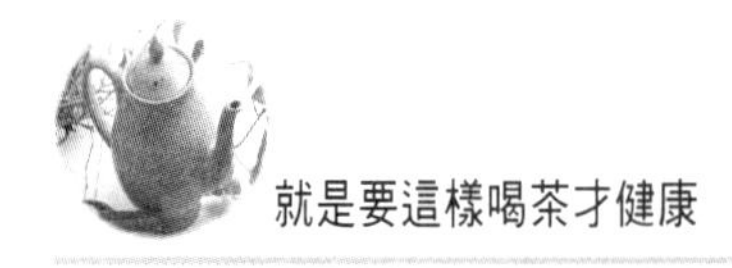

入體內的澱粉、多糖無法被消化吸收，直接被排出體外，從而達到控制體內糖分、抑制血糖升高的作用。

試驗發現茶多酚（ECG、EGCG、CG、GCG以及紅茶中的茶黃素）對人和動物體內的澱粉酶、蔗糖酶活性有抑制作用。其中茶黃素的效果最強。動物試驗和臨床試驗證明在攝取澱粉或蔗糖之前30分鐘，先服用茶多酚可抑制血糖值的上升。

同時茶葉中的另一成分茶多糖也有有效的降血糖作用。因此，喝茶也有預防糖尿病的效果。

8.降血壓作用　高血壓也是與現代生活方式的改變有密切關係的疾病，而且是多發病，世界上10人中有1人患高血壓。

人體內有一種名爲血管緊張素轉換酶（ACE），此酶有引起血壓上升的作用。治療高血壓的藥物中有許多是ACE抑制劑。在體外試驗中發現，茶多酚也對ACE有阻礙作用，其中ECGC活性最強，其次是ECG。用茶水做試驗時發現，綠茶水和紅茶水都有ACE抑制作用。

動物試驗中，在高血壓自發症大鼠（SHR）的食餌中混入0.5％的茶多酚，其血壓上升就受到抑制，而一旦停止

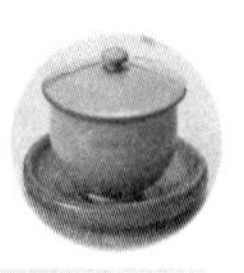

服用茶多酚，這種大鼠的血壓又開始偏高。給腎功能衰竭的高血壓大鼠口服茶多酚後，其平均血壓、收縮壓、擴張壓都有明顯下降。

茶葉中有降血壓效果的成分，還有γ一氨基丁酸。調查統計發現，喝茶多的人中高血壓發病率低。每天喝茶 10 杯以上者的高血壓發病率比每天喝茶 4 杯以下的人低約 1/3。

9.抗過敏及消炎作用　過敏反應可由多種物質引起，如某些動物蛋白、細菌、病毒、藥物、動物毛皮、植物花粉，以及油漆、染料、塑料、化學纖維等等。引起過敏的物質被稱爲過敏原。正常情況下，機體受外來性異物刺激後，產生相應的抗體，釋放出化學物質進行抵禦，發生抗原抗體反應。這是機體自我保護所需的免疫反應。但若反應過度或持續時間長，由此導致組織損傷或機體生理機能障礙，就成了過敏反應，而引起機體過敏的外來物質則被稱爲過敏原。過敏反應，又稱變態反應，一般分爲四型：Ⅰ型變態反應（又稱速發型反應）、Ⅱ型變態反應（又稱溶細胞反應）、Ⅲ型變態反應（又稱免疫復合物型反應）、Ⅳ型變態反應（又稱遲發型反應）。這四類中以Ⅰ型變態反應最爲常見。屬於Ⅰ型變態反應的有蕁麻

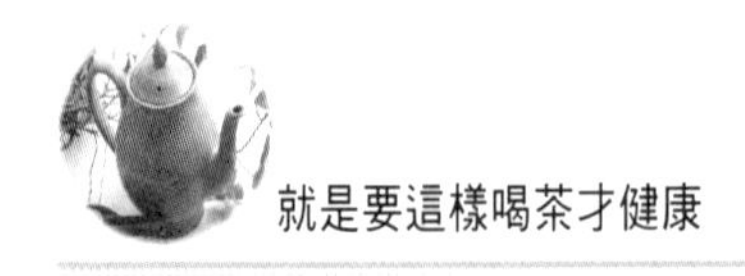

疹、血管神經性水腫、過敏性鼻炎、支氣管哮喘等。

Ⅰ型變態反應的反應過程爲：過敏原刺激機體內淋巴細胞產生免疫球蛋白E（IgE），它與肥大細胞、嗜鹼細胞的IgE受體結合使它們變爲致敏細胞，釋放出組胺，5-羥色胺，緩激肽等活性物質。這些活性物質與各種靶細胞中的特異受體結合，產生一系列生理反應，即過敏反應（圖3-4）。

抗過敏藥的作用通常是抑制過敏活性物質的釋放，有許多是抗組胺藥。組胺是過敏反應中釋放出來的物質之一，會引起支氣管平滑肌收縮、毛細管血通透性增加、黏膜充血等，常見的症狀爲皮膚紅腫、瘙癢、斑塊、咳嗽、喘息、胃腸痙攣等。茶多酚在試驗中能抑制肥大細胞釋放組胺，尤其是EGCG活性最強，其次爲ECG。並且茶多酚比目前常用的抗過敏藥Tranilast的抑制效果還強。用茶水做的實驗發現，綠茶、紅茶和烏龍茶的熱水提取物都有抗炎症的效果。尤其是民間採用陳年紅茶治療早期哮喘的效果也引起了人們的關注。

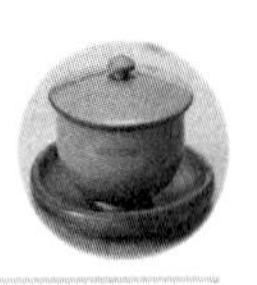

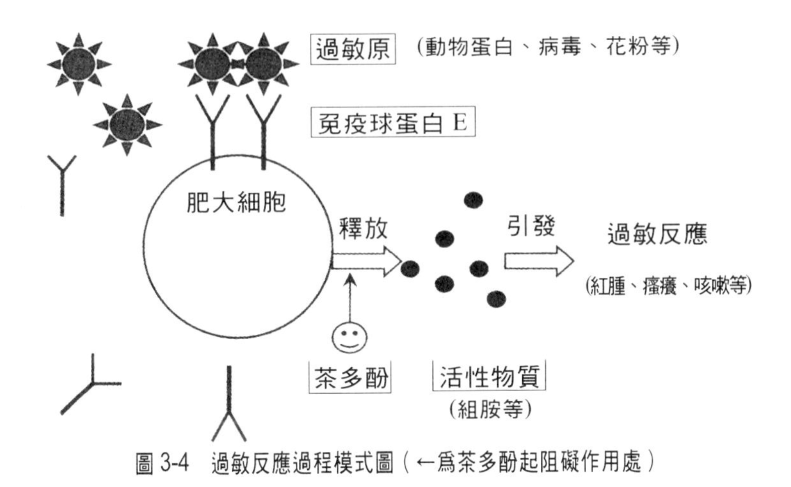

圖 3-4　過敏反應過程模式圖（←爲茶多酚起阻礙作用處）

10.抗輻射作用　第二次世界大戰中，日本廣島受原子彈轟炸，此後發現倖存者中長期飲茶的人的放射病較輕，體質、白細胞指標以及壽命都較好。這使茶的抗輻射作用得到人們的注意。

輻射會引起血液中白細胞減少、免疫力下降，從而引發多種疾病。在動物試驗中，發現服用茶多酚可減緩輻射引起的免疫細胞的損傷，促進受損免疫細胞和白細胞的恢復，防治骨髓細胞的輻射損傷。

現代生活中，一些行業，如拍X光片、放射物質實驗的工作人員接觸射線的次數較多，並且日常生活中移動電

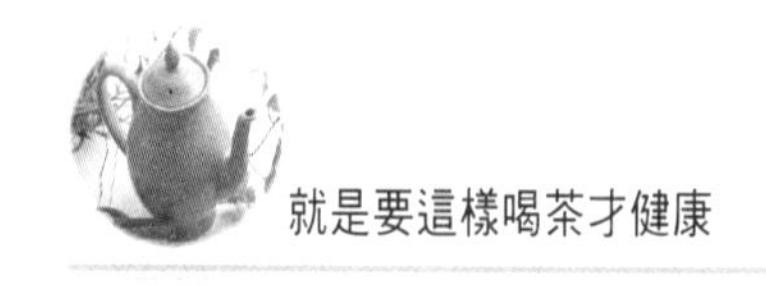

話、計算機、電視等使人處於長時間低劑量的電磁輻射中。同時環境的惡化使大氣的臭氧層遭到破壞，地球上的電磁輻射強度不斷增大。因此需要經常注意抗輻射。而飲茶則是非常簡便且有效的方法。

11.對重金屬的解毒作用　重金屬包括砷、鎘、銻、鈹、鉛、汞等，來源於空氣、水、食物、日常所用金屬製品等。可由呼吸、飲食進入身體。體內的積蓄會導致頭昏眼花、腹部疼痛、嘔吐和休克，損害胃、腸、肝、腎等器官，損害神經系統，引起衰老。茶多酚對多種重金屬離子有絡合、還原等作用，能減輕重金屬離子對人體的毒害。

除了上述生理作用外，茶多酚的預防腦中風、保護肝功能、預防肥胖等生理作用也一一得到試驗的證明。關於茶多酚的安全性，人們長期飲茶實踐可以證明，茶葉中的這個含量對人體是安全的。並且，在小鼠試驗中發現，每天每千克體重 2.25g的高劑量持續灌胃 6 週，對小鼠的血象、體重、內臟器官以及免疫器官（胸腺、脾臟）的細胞增殖無不良影響。因此，可認爲茶多酚是相當安全的。

茶多酚的性能的多樣性已得到矚目，開發和利用茶多酚的研究也取得了很大成就。不但有多種茶多酚保健品和

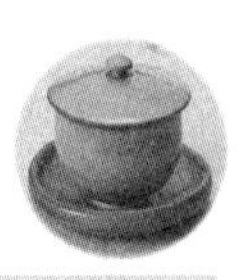

茶多酚添加食品、飲料上市，茶多酚還被利用到其他許多方面：①食品保鮮劑。茶多酚作爲食品保鮮劑在油脂、水產製品、肉類製品的保鮮、保色的方面效果顯著。②空氣清新劑。利用茶多酚的除臭作用，將茶多酚放入冰箱或空調、汽車中的空氣過濾網中，可保持冰箱以及室內、車內空氣清新。還有將茶多酚用到衛生間的空氣清新劑中，以及添加茶多酚的衛生紙、尿布。③口腔衛生用品。添加茶多酚的口香糖、牙膏能消除生理及飲食造成的口臭。④抗菌布。用含有茶多酚的布做成的口罩、手套、工作服有抗菌能力，可用於防治疾病的傳染。⑤化妝品。最近還出現了含有茶多酚的化妝品，如化妝水、面膜、香皂等，因爲茶多酚有抗氧化作用，可減少紫外線造成的色素沉積，有美容效果。⑥動物飼料。在牲畜的飼料中添加茶多酚以生產低脂肪的肉類、蛋類等等。茶多酚的開發應用前景非常廣闊。

目前許多國家的醫藥部門正在進行茶多酚治療現代病的臨床試驗，茶多酚的開發也正在向醫藥品方向發展。美國醫學基金會主席J. H. Weisbarger指出：「茶多酚將是 21 世紀對人類健康產生巨大效果的化合物。」

㈡**咖啡鹼**　茶葉早期是寺廟中的飲料。由於茶有適度的興奮作用、能驅除睡意，使僧侶在深夜打坐時能保持較好的精神狀態，因此寺廟中都種植茶樹。出現了名寺出名茶的現象。爾後佛教的傳播又推動了茶葉的普及，使茶成爲一種廣爲人知的飲料。1827 年茶葉中的咖啡鹼被發現，人們終於認識了它是讓人興奮、推動茶葉普及的「功臣」之一。

咖啡鹼最早（1820 年）在咖啡中被發現，並因此命名。咖啡鹼無色、無臭，有苦味，閾值爲 0.07 %，易溶於 80°C以上的熱水中。現在已知有 60 多種植物含有咖啡鹼，其中茶、咖啡、可可等植物中其含量較高。茶樹的不同部位咖啡鹼含量不同，芽和嫩葉中咖啡鹼含量較高，相反，老葉和莖、梗中含量較低，根、種子不含咖啡鹼。

咖啡鹼的興奮作用及其爽口的苦味可滿足人們的生理及口味的需求，使得一些含咖啡鹼的食物（表 3-4），如茶、咖啡、可可、巧克力、可樂容易盛行。咖啡鹼有多種生理作用，可作爲藥物使用，很多止痛藥、感冒藥、強心劑、抗過敏藥中都含有咖啡鹼。但過量攝取咖啡鹼，如攝取量在每千克體重 15～30mg以上，會出現副作用。

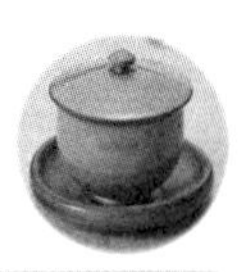

1.吸收與代謝　咖啡鹼很容易被吸收，攝取量的 99 % 以上都能透過消化系統進入血液。並且吸收迅速，服用後半小時左右血漿中的咖啡鹼濃度就可達到最高。咖啡鹼能透過體內的各種屏障，進入腦、胎兒、睪丸等許多組織。咖啡鹼在體內代謝所需的時間因人而異，一般血漿中半衰期爲 3～5 小時。咖啡鹼在新生兒、孕婦、病人等的體內停留時間較長。尤其是胎兒、新生兒中能停留數日。咖啡鹼在體內不積蓄，最後經肝臟代謝，代謝產物在尿中排出。

表 3-4　各類食品中咖啡鹼含量(mg)

食品	咖啡鹼含量
綠茶（100ml）	30～70
烏龍茶（100ml）	30～60
紅茶（100ml）	50～60
普洱茶（100ml）	60
咖啡（150ml）	75～100
可可（150ml）	10～40
巧克力（30ml）	20
可樂（180ml）	15～23

2.興奮作用　人體疲勞，主要是由於神經系統衰弱，中樞神經興奮降低，使肌肉收縮力減退而不能充分伸縮。咖啡鹼是強有力的中樞神經興奮劑，能興奮神經中樞，尤其是大腦皮層。當血液中咖啡鹼濃度在 5～6mg/L時，會使

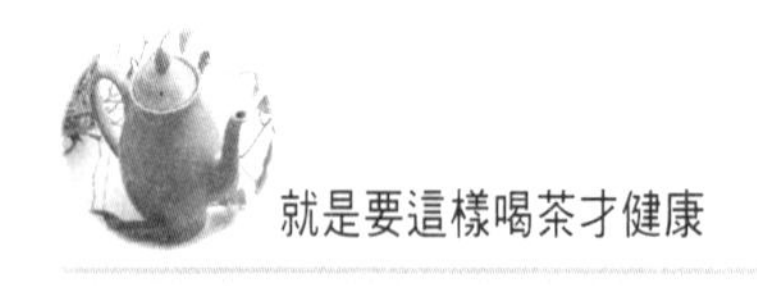

人精神振奮，注意力集中，大腦思維活動清晰，感覺敏銳，記憶力增強。古人稱之爲「令人少眠」，「使人益思」。

咖啡鹼的這些興奮作用，已是衆所周知。現在也可透過觀察腦波來分析咖啡鹼對大腦的影響。50 年前德國的伯杰教授將人的腦波分成α波、β波、θ波、δ波等。α波（頻率在 8～13Hz範圍），放鬆狀態：憂慮和緊張會抑制α波，清醒閉目養神時最易出現α波。β波（頻率在 14～26Hz範圍），緊張狀態：是由於用心、興奮、憂慮和緊張所引起。θ波（頻率在 4～7Hz範圍），淺睡狀態：在半醒半睡時出現。δ波（頻率在 0.5～3Hz範圍），熟睡狀態：睡得深沉時才能觀察出來。在大鼠試驗中，每千克體重靜脈注射 0.970mg以上的咖啡鹼，15 分鐘後可觀察到大鼠的大腦的δ波減弱，β波增強，其餘的腦波無明顯變化。即老鼠已處於興奮的狀態。咖啡鹼的興奮作用會持續幾個小時。換算成一個 50kg的成人的話，此劑量就相當於一杯茶中的咖啡鹼的量。

睡前攝入咖啡鹼會使入眠時間推遲，推遲時間的長短與咖啡鹼的攝入量基本成正比。不過，由於個人對咖啡鹼

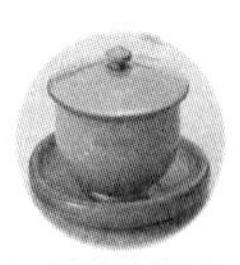

的敏感度不同，咖啡鹼的興奮效果有很大的個人差異。而且茶中還有其他作用於大腦的成分，如茶氨酸與咖啡鹼有對抗作用。

3.強心作用　咖啡鹼能促進冠動脈的擴張，增加心肌的收縮力，增加心血輸出量，改善血液循環，加快心跳。

4.利尿作用　人的尿液是血液透過腎中微血管的過濾作用而產生的。腎臟濾過的血液數量相當大，大部分由腎小管重新吸收回血液中，只有一小部分形成尿液經腎盂、輸尿管進入膀胱後排出。同時，人體內的許多代謝物是透過尿的形式排出體外的。大多數腎臟疾病都表現出無尿、少尿的症狀，臨床上需要使用利尿劑，長期或大量使用利尿劑對血壓和人體其他器官又會造成損害。

咖啡鹼具有強大的利尿作用。其機理爲舒張腎血管，使腎臟血流量增加，腎小球過濾速度增加，抑制腎小管的再吸收，從而促進尿的排泄。這能增強腎臟的功能，防治泌尿系統感染。與喝水相比，喝茶時排尿量要多 1.5 倍左右。

透過排尿，能促進許多代謝物和毒素的排泄，其中包括酒精、鈉離子、氯離子等，因此咖啡鹼有排毒的效果，對肝臟起到保護作用。增進利尿，還有利於結石的排出。咖啡鹼的利尿功能是透過促進尿液從腎臟中的濾出液來實現的，而不是攝入大量的水分引起排尿，隨著尿量的增加，能除去積累在細胞外的水分，有消水腫的作用。

5.促進消化液的分泌　咖啡鹼能刺激胃液的分泌，使胃液持續增加，促進食物的消化。古人所說的「去滯化食」的主要功勞也應歸之於咖啡鹼。

6.抗過敏、炎症作用　咖啡鹼也和茶多酚同樣，能抑制肥大細胞釋放組胺等活性物質。咖啡鹼對Ⅰ型過敏反應（即速發型）、Ⅳ型過敏反應（即遲發型反應）非常有效。

7.抗肥胖作用　人體中有兩種脂肪細胞，一種是白色脂肪細胞，其作用爲積蓄脂肪，儲備能量；另一種是褐色脂肪細胞，其作用爲燃燒脂肪以產生熱量，維持體溫。容易發胖的人，一般體內褐色脂肪細胞少或功能不全，使脂肪消耗率降低，體內積蓄脂肪量增加；相反，不易發胖的人，一般體內褐色脂肪細胞較多，脂肪容易被消耗。

咖啡鹼能促進體內脂肪燃燒，使其轉化爲能量，產生熱量以提高體溫，促進出汗等，其行動類似褐色脂肪細

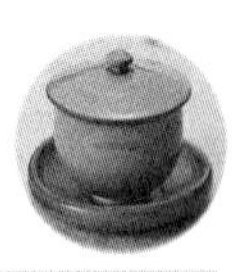

胞。在運動前攝取咖啡鹼，能促進運動時的脂肪燃燒，提高體內脂肪的消耗率。動物試驗中，在小鼠飼料中添加約0.05 %的咖啡鹼，發現小鼠的腹腔內、肝臟中的脂肪量明顯減少，體重也減輕。

現在有多種口服和外塗的減肥用品中添加有咖啡鹼，並且有的註明爲從茶葉提取的咖啡鹼。

8.**不良反應**　一般咖啡鹼的攝取量在每千克體重4～6mg時，不會有不良反應，而且還有上述的生理作用。攝取量在每千克體重15～30mg以上，會出現噁心、嘔吐、頭痛、心跳加快等急性中毒的症狀。不過，這些症狀在6小時過後會逐漸消失。劑量繼續加大，可引起頭痛、煩躁不安、過度興奮、抽搐。咖啡鹼的致死量大約爲每千克體重200mg，這相當於喝茶200～300杯，或喝咖啡100～150杯。孕婦大量攝入咖啡鹼可引起流產、早產以及新生兒的體重下降，故應愼用。

除了以上的急性和慢性中毒反應外，在動物試驗中，咖啡鹼還會使血中膽固醇濃度上升，不過在人體試驗中沒有觀察到咖啡鹼的攝取量與膽固醇濃度變化有相關性。

在動物和臨床試驗中都發現，過量攝入咖啡鹼會促進

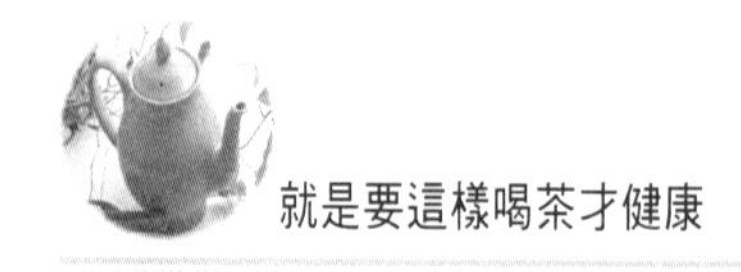

體內礦物質，如鈣、鎂、鈉的排泄。其結果會使骨質密度、重量下降，且變得容易骨折。因此，過量攝取咖啡鹼是引發骨質疏鬆症的原因之一。這個負效應在更年期後的婦女，尤其是平時鈣的攝入量較少的婦女身上較爲明顯。

但茶葉中的咖啡鹼由於有茶多酚、茶氨酸等成分的協調作用，因此喝茶時的不良反應發生的可能性較輕、較緩和。喝茶與喝咖啡有明顯的區別。

㈢**茶氨酸**　茶氨酸是氨基酸的一種，也是茶樹中特有的化學成分之一，化學名爲谷氨酰乙胺。至今爲止，除了茶樹之外，只發現茶氨酸還存在於一種蘑菇中，在其他生物中尚未有發現。茶氨酸是茶葉中含量最高的氨基酸，約占游離氨基酸總量的 50 %以上，占茶葉乾重的 1 %～2 %（圖 3-5）。茶氨酸爲白色針狀體，易溶於水。具有甜味和鮮爽味，閾値 0.06 %，是茶葉的滋味的組分。

茶氨酸在茶樹的不同部位含量不同，芽與第一葉中含量最高，往下逐漸降低。在季節上，春茶中茶氨酸含量比夏茶、秋茶高。茶氨酸在茶樹體內生物合成的部位，主要是在茶樹根部。茶氨酸在茶樹的根部合成後，透過枝幹轉送至葉部，積累在葉中。日光下茶氨酸會分解爲谷氨酸和

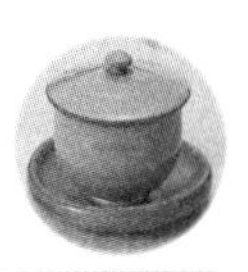

乙胺。谷氨酸成為氮源。乙胺則被用於合成兒茶素。茶氨酸的分解在蔽光條件下受到抑制。因此，在日本常用遮蔭的方法來提高茶葉中茶氨酸的含量，以增進茶葉的鮮爽味。

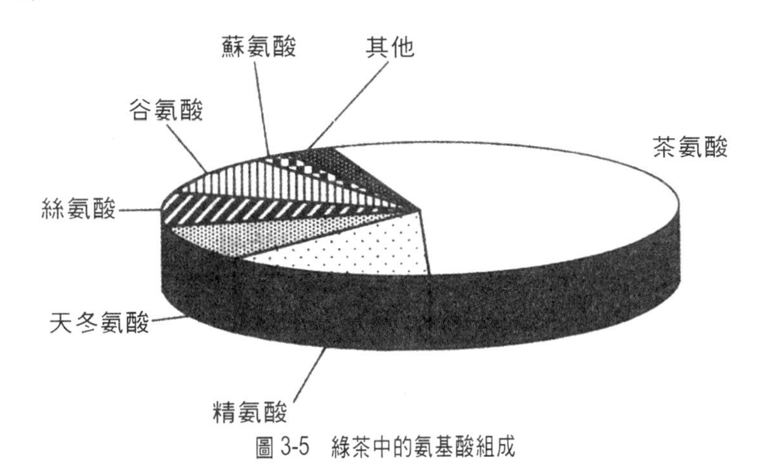

圖 3-5　綠茶中的氨基酸組成

1.吸收與代謝　口服茶氨酸進入體內後通過腸道刷狀緣黏膜被吸收，進入血液，透過血液循環迅速分散到各個組織器官，一部分在腎臟被分解為乙胺和谷氨酸，最後以茶氨酸、乙胺和谷氨酸的形式從尿中被排出。被吸收到血和肝臟的茶氨酸在 1 小時後濃度逐漸下降，腦中的茶氨酸濃度在 5 小時後到達最高，24 小時後這些組織中的茶氨酸

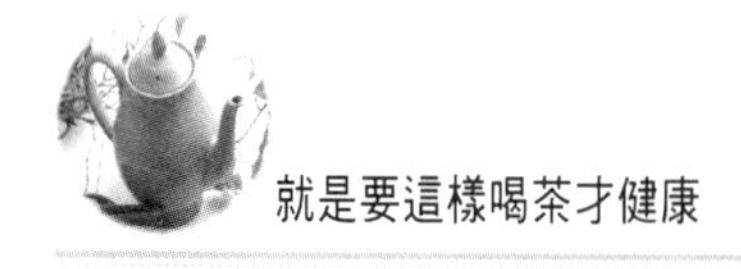

都消失了，以尿的形式排出。

2.調節腦內神經傳達物質的變化　腦中有 30 多種神經傳達物質。進入體內的茶氨酸由血液輸送進入腦部。腦部有一種特殊調節機構——血腦屏障，它只能讓特定的特質通過，以保護大腦不受外部環境的影響以及防止有毒物質進入腦部。茶氨酸可透過特定的氨基酸的輸送系統被吸收到腦中。研究發現茶氨酸被吸收入腦後會使腦內神經傳達物質多巴胺顯著增加（圖 3-6）。

2000 年度諾貝爾生理學或醫學獎得主阿爾維德・卡爾森發現多巴胺是一種重要的神經傳達物質。帕金森症和精神分裂症的起因，是由於病人的腦部缺乏多巴胺。茶氨酸影響腦中多巴胺等神經傳達物質的代謝和釋放，由於這些神經傳達物質控制的腦部的疾病也有可能因此得到調節或預防。

3.提高學習能力和記憶力　在動物實驗中，還發現服用了茶氨酸的老鼠的學習能力和記憶力比對照群的好。動物實驗中發現給老鼠服用 3～4 個月茶氨酸後進行學習能力測試。試驗結果，服用茶氨酸的老鼠的多巴胺濃度高。學習能力測試有多種，其一是將老鼠放入箱中，箱內有一盞

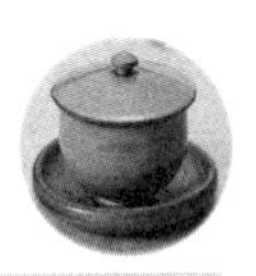

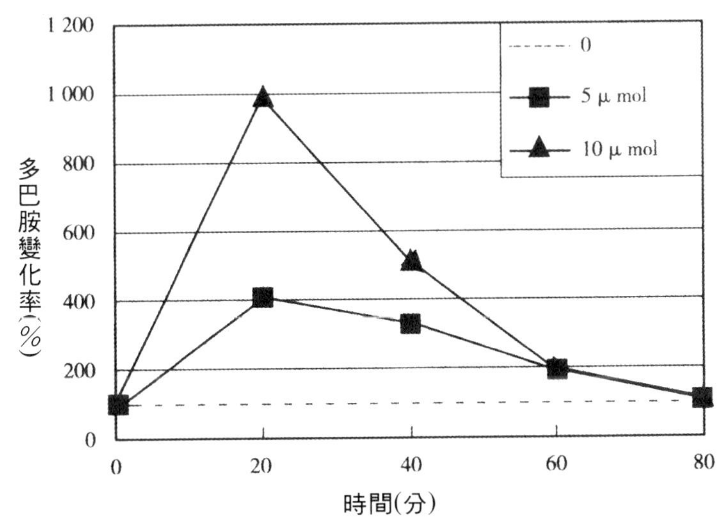

圖 3-6　茶氨酸攝入後（攝入量分別爲 0、5、10μmol）腦中多巴胺的隨時間變化

燈，燈亮時按一開關，就有食物出來。服用茶氨酸的老鼠能在較短時間內掌握要領，學習能力高於不服茶氨酸的老鼠；其二是利用老鼠有躲到暗處的習慣，當老鼠跑到暗處時用電擊牠，服用茶氨酸的鼠趨於徘徊在光亮處，以免遭電擊，表明對暗處的危險有較強的記憶等等。這些結果說明茶氨酸有提高老鼠的記憶力及學習能力的效果。不過，這些結果還只在動物試驗階段，對人的作用還有待研究。

4.鎮靜作用　咖啡鹼是衆所周知的興奮劑，其興奮作

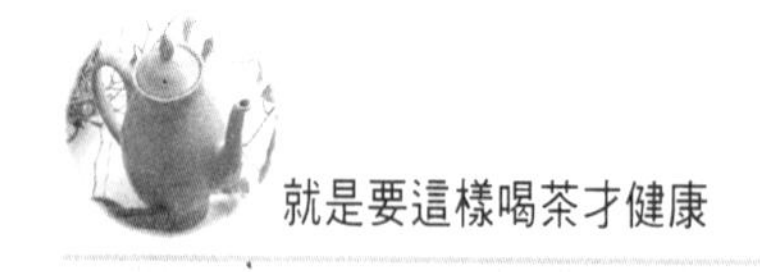

用在「㈡咖啡鹼」中已經論述。茶葉中含有2%～4%的咖啡鹼，但是人們在飲茶時反而感到放鬆、平靜、心情舒暢。現已證實這主要是茶氨酸的作用。

茶氨酸的鎮靜效果可透過測定腦波的變化來確認。透過尾靜脈注射投給大鼠每千克體重 5μmol以上的咖啡鹼後，其大腦皮質、海馬中β波增強，δ波減弱，α波與θ波無變化。β波的增強表示大腦處於興奮緊張狀態。投給大鼠每千克體重 5μmol的咖啡鹼後，過 10 分鐘後再投給其 5～50μmol/kg的茶氨酸，15 分鐘後可觀察到大鼠腦中的β波減弱，δ波增強。δ波是在似睡非睡的放鬆狀態下出現的，δ波的增強表明攝入茶氨酸後大鼠的緊張情緒得到緩解。

在人體試驗中，單獨服用茶氨酸，40 分鐘後腦中出現α波。α波的出現表示大腦處於放鬆、平靜的狀態。將試驗者分爲高度不安群和低度不安群，並且以飲水時腦的α波強度爲 1。低度不安群服用 50mg茶氨酸後α波強度爲 1，與飲水時基本相同；服用 200mg後強度爲 1.03，比飲水時略有增加。而高度不安群在服用 50mg及 200mg茶氨酸後，α波的強度均增加到 1.2 倍以上，最高達到 2.0 倍，爲飲水時的 2 倍。說明茶氨酸服用後不但有增強腦中α波的效果，而

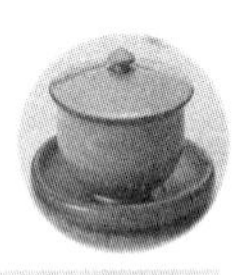

且容易不安的人的α波的強度增加更顯著。

這些試驗證明了茶氨酸能增強腦中α波的強度，從而有使人心情放鬆、靜鎮的作用。其效果可與咖啡鹼的興奮作用相對抗。並且茶氨酸的這種作用對容易不安的人更有效。此外，茶氨酸對自律神經失調症、不眠症等病的預防治療正在研究中。

5.改善經期綜合症　經期綜合症(簡稱PMS)是 25～45 歲的女性在月經前 3～10 日中出現的精神及身體上的不舒適的症狀。在精神上主要表現爲容易煩躁、生氣、鬱悶、不安、精神無法集中等，在身體上主要表現爲容易疲勞、不易入眠、頭痛、胸部脹痛、下腹痛、腰酸、手腳發冷等。這些症狀在月經開始後慢慢減退並消失。在月經前心情不好的女性有約 60 %，身體不舒服的有約 80 %，即大多數女性有經期綜合症。因此，經期綜合症在國外很受重視，有許多健康類書刊雜誌談論，並且還出售改善其症狀的藥物。

茶氨酸的鎮靜作用使人想到其對經期綜合症有改善作用，對女性進行的臨床試驗證明了其效果。試驗時間爲 3 個月經周期。首先在第一個月經周期作爲對照期，測量基

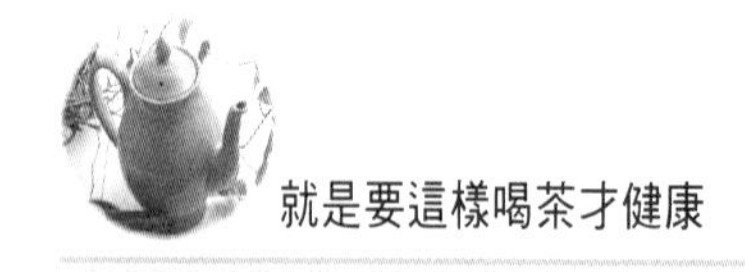

礎體溫及確認經期綜合症的症狀。在第二及第三個月經周期時，分別讓試驗者服用含茶氨酸的藥片（用量爲一日200mg茶氨酸）或安慰劑（即無藥效，僅產生心理作用的製劑），並對出現的症狀進行評點。結果發現茶氨酸服用後經期綜合症的症狀比服用安慰劑的有明顯改善。具體有頭痛、腰痛、胸部脹痛、無力、易疲勞、精神無法集中、煩躁等症狀得到有效改善。

茶氨酸改善經期綜合症的機理還有待進一步的研究。可能與其增強腦波中的α波等鎮靜作用有關。

6.保護神經細胞　隨著人的年齡的增長，腦栓塞等腦障礙的發病率也呈上升趨勢。由此引起的短暫腦缺血常導致缺血敏感區（如海馬CA1 區）的細胞發生延遲性神經細胞死亡，最終引發老年痴呆。動物試驗發現，茶氨酸能抑制短暫腦缺血引起的神經細胞死亡，對神經細胞有保護作用。

神經細胞的死亡與興奮型神經傳達物質谷氨酸有密切聯繫。在谷氨酸過多的情況下會出現細胞死亡，這通常是老年痴呆等的病因。茶氨酸與谷氨酸結構相近，會競爭結合部位，從而抑制神經細胞死亡。這被認爲是其作用機

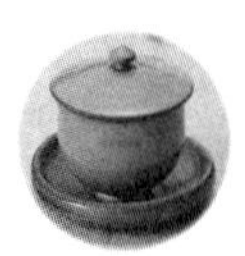

理。

這些結果使茶氨酸有可能用於對谷氨酸引起的腦障礙，如腦栓塞、腦出血等腦中風，以及腦手術或腦損傷時出現的虛血和老年痴呆等疾病的治療及預防。

7.降低血壓的作用　動物試驗中，給高血壓自發症大鼠(SHR)注射茶氨酸，其舒張壓、收縮壓以及平均血壓都下降，降低程度與劑量有關，但心率沒有大變化；而且茶氨酸對血壓正常的鼠卻沒有降低血壓的作用，表明茶氨酸只對患高血壓病的大鼠才有降壓效果。腦和末梢神經的含有色胺等胺類物質的神經細胞參與體內的血壓調節。攝取茶氨酸後體內的這些神經傳達物質的量會發生改變，茶氨酸可能是透過調節腦中神經傳達物質的濃度來起到降低血壓的作用。

8.增強抗癌藥物的療效　現在癌症的發病率及死亡率一直居高不下。而爲治療癌症所開發的藥物通常有很強的副作用。因此在治療癌症時，除了使用抗癌藥物以外，還必須同時使用多種抑制其副作用的藥物。尋找無副作用但能增加抗癌藥物的藥性的物質是癌症治療研究中的新課題。

近期的研究表明茶氨酸本身無抗腫瘤活性，卻能提高多種抗腫瘤藥的活性。與抗腫瘤藥並用時，茶氨酸能阻止抗腫瘤藥從腫瘤細胞中流出，提高藥物在腫瘤細胞中的濃度，從而增強了抗癌效果。試驗發現，多種抗腫瘤藥在與茶氨酸並用的情況下，腫瘤重量比單獨使用藥物時有明顯減少，而且藥物抑制腫瘤轉移活性得到提高。茶氨酸還減少抗腫瘤藥的副作用，如調節脂質過氧化水平，減輕抗腫瘤藥引起的白血球及骨髓細胞的減少等副作用。

同時還發現，茶氨酸有抑制癌細胞浸潤的作用。癌細胞浸潤是癌細胞擴散的必要途徑。抑制其浸潤可阻止癌症的擴散。

這些研究將使癌症治療有新的發展，利用茶氨酸來減少毒性強的抗癌藥物的劑量，減少其副作用，使癌症的治療變得更有效並且安全。

9.減肥作用　眾所周知，喝茶有減肥的功效。唐代的陳藏器所著《本草拾遺》記載：茶「久食令人瘦，去人脂。」

在動物實驗中，用混有綠茶的飼料餵養小鼠，發現其體重的增加比不攝取的對照群有明顯減少。具體分析發現，服用綠茶後小鼠的腹腔脂肪減少，同時血液及肝臟中的中性脂肪及膽固醇也有減少的趨勢。分別給小鼠餵兒茶素、咖啡鹼、茶氨酸以分析綠茶的減肥作用的有效成分，結果爲 3 種成分都有不同的降低體內脂肪和膽固醇的作用。其中，茶氨酸能降低腹腔脂肪，以及血液和肝臟中的脂肪及膽固醇濃度。此外茶皀素和茶多糖等(下述)也發現有減肥效果。因此茶葉的「換骨輕身」的作用是茶葉中包括茶氨酸在內的多種成分共同作用的結果。

此外，還發現茶氨酸有護肝、抗氧化等作用。在茶氨酸的安全性實驗中，在每千克體重 5g的高劑量的情況下也未發現急性毒性，茶氨酸的安全性也得到了證明。現在，茶氨酸的保健品以及茶氨酸添加食品已開始進入市場。

㈣**γ－氨基丁酸**　γ－氨基丁酸也是茶葉的氨基酸成分之一，和茶氨酸不同的是其分布非常廣，在植物和動物體內都有分布。除了茶以外，大米、大豆、南瓜、大蒜等食物中γ－氨基丁酸的含量也很高。在人和動物體內，γ－氨基丁酸是一種非常重要的神經傳達物質，參與腦的生理活動，具有多種生理活性。

1.安神作用　γ－氨基丁酸作爲神經傳達物質，在動物

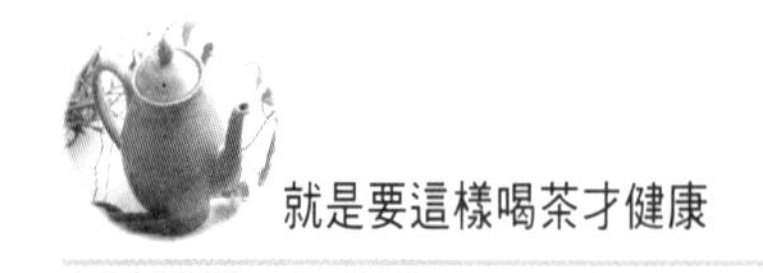

的大腦中大量存在，主要分布在小腦、紋狀體、脊髓、黑質、海馬等部位。γ－氨基丁酸是抑制性神經傳達物質，有安神、鎮靜、催眠等作用，大腦中γ－氨基丁酸的濃度減少時會使人或動物變得容易激動、興奮，以及引起痙攣。一些安眠藥、抗癲癇藥的作用機理就是增加腦中γ－氨基丁酸的釋放，增強γ－氨基丁酸的鎮靜、安神作用。相反，一些殺蟲劑、毒鼠藥則是透過抑制γ－氨基丁酸的作用，使害蟲、老鼠變得過度興奮無法攝食而死亡。現在還發現，老年痴呆以及帕金森症患者的髓液中γ－氨基丁酸的濃度低於正常人。並且，臨床試驗證明，服用γ－氨基丁酸能改善更年期的不適，如難以入眠、心情煩躁、頭暈、神經質等。因此，腦中γ－氨基丁酸濃度的變化會對人的精神狀態、大腦的功能有很大影響。每天的飲食中注意攝取γ－氨基丁酸，會對維持腦的健康有一定效果。

2.降血壓作用　動物試驗表明，連續服用γ－氨基丁酸能使患高血壓的大鼠、狗、兔、貓等的血壓降至正常水平，長期服用即可維持正常血壓。人的臨床試驗表明，高血壓患者服用γ－氨基丁酸後，血壓顯著下降。γ－氨基丁酸的降血壓機理是抑制體內引起血壓上升的酶的活性，同

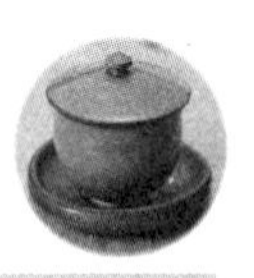

時促進體內鹽分的排泄。體內鹽分過多不但引起血壓上升，同時腎臟肥大，因此γ－氨基丁酸還有保護腎臟、改善腎功能的作用。

除此以外，還有有關γ－氨基丁酸改善肝功能、防止肥胖的功效的報導。由於γ－氨基丁酸的重要生理作用，γ－氨基丁酸已經作為醫藥品在使用。γ－氨基丁酸的保健食品也陸續開發上市。1987 年日本農林水產省開發的 GABARON茶是一個非常成功的例子。GABARON茶是指γ－氨基丁酸（簡稱GABA）每 100 克茶中含量高於 150mg的茶，而一般的茶葉，如綠茶中γ－氨基丁酸的含量每 100 克茶中僅為 25～40mg。其加工方法根據植物在厭氧或受傷的情況下，細胞內會生成大量γ－氨基丁酸的生理現象而製定的。加工方法只是比一般茶葉多一道工序，即將採摘來的茶樹鮮葉先在氮氣或二氧化碳中放置 5～10 小時，使葉中其他氨基酸轉化為γ－氨基丁酸，γ－氨基丁酸含量增加。然後即可按傳統的茶葉加工法將鮮葉加工為綠茶、紅茶、烏龍茶或其他茶類（圖 3-7）。GABARON茶的降血壓效果已在動物試驗、臨床試驗中得到證明。現在，這種富含γ－氨基丁酸的降血壓茶已經上市。

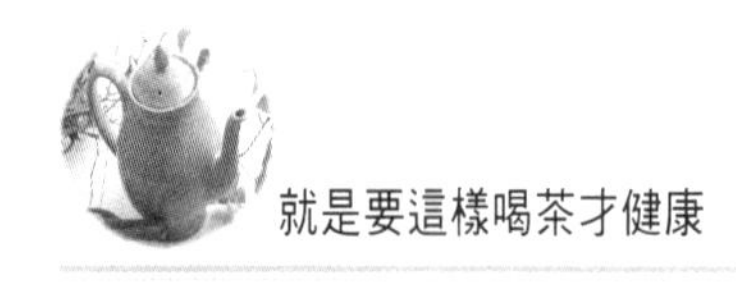

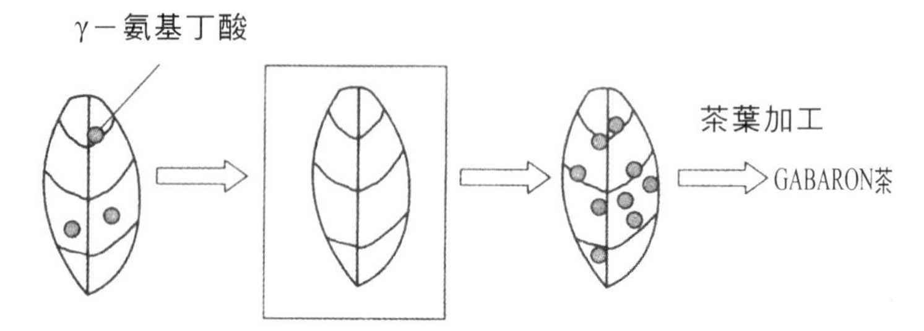

圖 3-7　GABARON 茶加工示意圖

㈤**茶多糖**　中國和日本民間均有用粗老茶治療糖尿病的傳統。近年來研究表明，茶多糖爲治療糖尿病時的主要藥理成分。茶多糖主要由葡萄糖、阿拉伯糖、木糖、岩藻糖、核糖、半乳糖等組成。茶樹品種不同及老嫩程度不同，茶多糖的主要成分及含量也就不同，藥理作用也不盡相同。一般來講，原料愈粗老，茶多糖含量愈高，因此等級低的茶葉中茶多糖含量反而高（圖 3-8）。這也說明了爲何在治療糖尿病方面粗老茶比嫩茶效果更好。

1.降血糖作用　糖尿病是以持續高血糖爲其基本生化特徵的一種綜合病症。各種原因造成胰島素供應不足或胰島素不能發揮正常生理作用，使體內糖、蛋白質及脂肪代謝發生紊亂，血液中糖濃度上升，就發生了糖尿病。

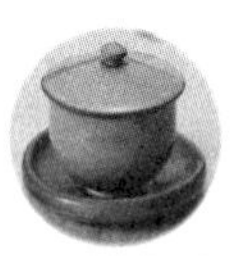

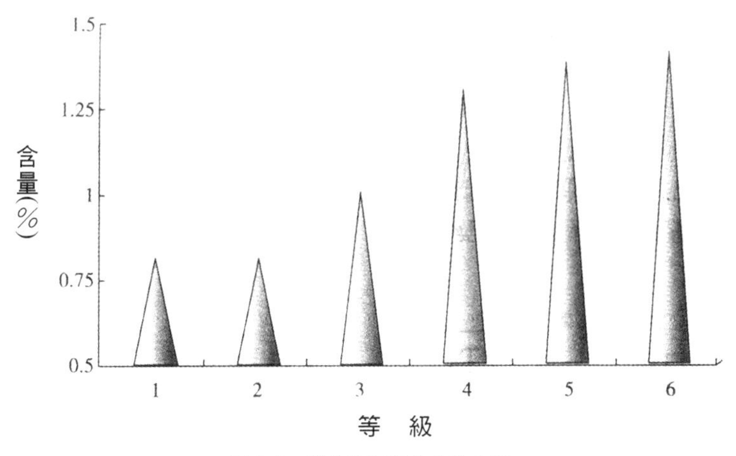

圖 3-8　綠茶等級與茶多糖含量

大量的動物試驗中發現，口服或腹腔注射茶多糖都有降血糖效果，一般此效果在投給後10小時前後出現。24小時後效果消失。其機理不是促進胰島素的分泌，而是增強胰島素的功能。茶多糖與促進胰島素分泌藥物一起使用，能增強藥物的降血糖效果。

用低於 50°C的溫水泡茶，茶湯中茶多糖含量較高，對降血糖有效。

2.降血脂作用　給小鼠餵茶多糖，會使血液中總膽固醇、中性脂肪、低密度脂蛋白膽固醇等濃度下降，而高密度脂蛋白膽固醇均增加。血液中的總膽固醇、中性脂肪的濃度超過正常值就患高血脂病，低密度脂蛋白膽固醇的濃度上升會引發動脈硬化，而高密度脂蛋白膽固醇的增加會抑制動脈硬化的發生，因此茶多糖能透過調節血液中的膽固醇以及脂肪的濃度，起到預防高血脂、動脈硬化的作用。

3.抗輻射作用　茶多糖有明顯的抗放射性傷害、保護造血功能的作用。動物實驗中發現，小鼠透過γ射線照射後，服用茶多糖可以保持血色素平穩，紅血球下降幅度減少，血小板的變化也趨於正常。隨著科技發展，大量電器進入千家萬戶，人們接觸電磁輻射的機會、時間都在增多，多飲茶可以預防長時間、低劑量的輻射對人體造成的危害。

此外，茶多糖還有增強免疫功能、抗凝血、抗血栓、降血壓等功能。

㈥**茶皂素**　皂甙化合物是廣泛地分布於植物和一些海洋生物中的一類結構非常複雜的化合物。皂甙的水溶液會產生肥皂泡似的泡沫，因此得名。很多藥用植物都含有皂甙化合物，如人參、柴胡、雲南白藥、桔梗等。這些植物中的皂甙化合物已被證明具有多種保健功能，包括提高免

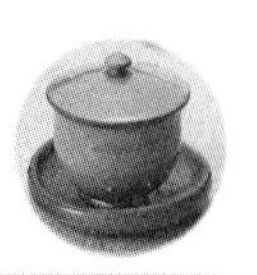

疫功能、抗癌、降血糖、抗氧化、抗菌、消炎等。茶皂素又名茶皂甙，分布在茶的葉、根、種子等各個部位，不同部位的茶皂素其化學結構也有差異。茶皂素是一種性能良好的天然表面活性劑，已被用於輕工、化工、紡織及建材等行業，製造乳化劑、洗潔劑、發泡劑等。同時茶皂素也和許多藥用植物的皂甙化合物一樣，有許多生理活性。

1.溶血性　皂甙化合物一般都有溶血性，即對動物細胞的紅血球有破壞作用，但強度有差異。茶樹葉子的茶皂素與大豆、人參的皂甙化合物一樣，溶血活性相當弱；種子中的茶皂素溶血活性較強，但其強度低於柴胡的皂甙化合物。茶皂素對冷血動物毒性較大，尤其是對魚類，即使在低濃度也顯示毒性。對其他動物以及人，靜脈注射時皂甙化合物會顯示較大的毒性，但口服時其毒性大大降低，許多食物中的皂甙化合物不顯示口服毒性。在急性毒試驗中，給老鼠每千克體重口服高達2000mg茶皂素，經過一週沒發現毒性，並且試驗鼠的體重、攝食量及其內臟、血液檢查結果都無異常。因此，人喝茶時不必擔心茶皂素的溶血性。

2.抗菌、抗病毒作用　抗菌、抗病毒活性也是皂甙化合

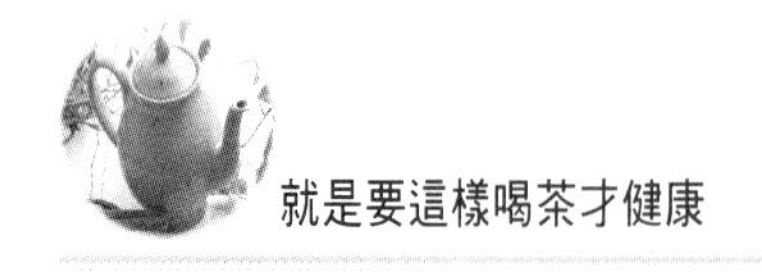

物所共有的特性。茶皀素對多種引發皮膚病的眞菌類以及大腸桿菌有抑制作用。並且茶皀素對A型和B型流感病毒、疱疹病毒、麻疹病毒、HIV病毒有抑制作用。

3.抗炎症、抗過敏作用 這也是皀甙化合物的通性。茶皀素具有明顯的抗滲漏與抗炎症特徵，在炎症初期階段，能使受毛細血管通透性正常化，對過敏引起的支氣管痙攣、浮腫有效，其效果與多種抗炎症藥物相匹敵。

4.抑制酒精吸收的作用 茶皀素有抑制酒精吸收的活性，在老鼠的試驗中，給鼠服用茶皀素後 1 小時再給其服用酒精，發現老鼠血液中、肝臟中的酒精含量都有降低，並且血液中的酒精在較短時間中消失。這表明茶皀素不但抑制酒精的吸收，並促進體內酒精的代謝，對肝臟有保護作用。

5.減肥作用 茶皀素還有阻礙胰脂肪酶活性的作用。脂肪酶在體內將食物中的脂肪水解爲人體可吸收的游離脂肪酸和單酰基甘油。茶皀素透過阻礙胰脂肪酶的活性，減少腸道對食物中的脂肪的吸收，從而有減肥的作用。在小鼠的動物試驗中，在高脂肪的飼料中添加茶皀素後，小鼠的脂肪組織重量下降，血液中的中性脂肪含量也下降。

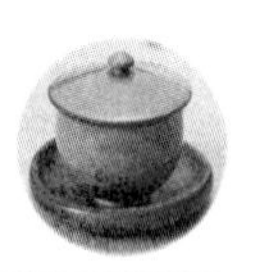

茶皂素還有促進體內激素分泌、調節血糖含量、降低膽固醇含量、降血壓等功效。

㈦**香氣成分**　香氣療法是20世紀初從歐洲興起的一種醫療法，機理是一方面透過香氣對神經的作用使人感到精神爽快，身心放鬆，另一方面使香氣成分進入人體達到維持和促進人體功能的正常化的作用。香氣療法的做法有很多，主要有：透過加熱使香氣成分揮發，從而吸入體內；用含有香氣成分的精油按摩；在入浴的水中滴入幾滴精油進行芳香浴；在濕布上滴幾滴精油敷在患部；食用茶、香草等。中國有許多古老的做法，如焚香、帶香袋也可看做是一種原始的香氣療法。

植物的香氣成分有許多效果，如鎮靜、鎮痛、安眠、放鬆、抗菌、殺菌、消炎、除臭等。茶葉中已發現有約700種香氣化合物，各類茶的香氣成分的種類及含量各不相同，這些成分的絕妙組合形成了不同茶類的獨特的品質風味(表3-5)。在喝茶時，香氣成分經口、鼻子進入體內，使人有爽快的感覺。飲茶愛好者一定都有這種體會。茶葉作爲一種嗜好飲料，其香氣成分所起的作用是有目共睹的。

表 3-5　茶葉香氣包括的香型及其主要成分

香氣類型	化學成分
清香，青草氣	己醇，己醛，芳樟醇氧化物，己酸－3－己烯酯，青葉醇等
花香：玫瑰花香 桂花香 茉莉花香 蘭花香 紫羅蘭香 水仙花香	2－苯乙醇，香葉醇等 β－紫羅酮等 苯甲醇，苯甲酸(Z)－3－己烯酯，茉莉酮，乙酸苄酯等 芳樟醇等 α－紫羅酮，β－紫羅酮等 苯丙醇等
椰子香	茉莉內酯等
果味香	水楊酸甲酯，苯甲醇，乙酸苯乙酯，乙酸芳樟酯
木質香	吲哚等
樹脂香	橙花叔醇，杜松醇，雪松醇等
烘炒香	吡嗪類化合物，呋喃類化合物，吡咯類化合物
蜜糖香	粗糖酮等
陳香	2－戊烯醇，丙醛，3，5－辛二烯酮，2，4－庚二烯醛

人體試驗發現，茶葉的香氣成分被吸入人體內後，會引起腦波的變化，神經傳達物質與其受體的親和性的變化，以及血壓的變化等。不同成分會引起大腦的不同反應，有的爲興奮作用，有的爲鎮靜作用等等。由於這項研究是近幾年才開始的，並且茶葉的香氣成分相當複雜，今後可望有新的發現。

㈧色素

1.葉綠素　葉綠素是植物體內光合作用賴以進行的物

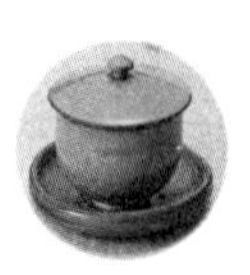

質基礎，廣泛存在於高等的綠色植物中。茶葉鮮葉中葉綠素含量爲乾物質的 0.5 %～0.8 %。一般新芽色淺，葉綠素含量較少，老葉色深，含量較多。遮蔭茶園的茶葉葉色深，葉綠素含量較多，相反露天茶園的茶葉葉綠素含量較少。各類茶的加工方法不同，加工時葉綠素也發生不同的變化。因此，不同茶類的葉綠素含量也有較大區別。其中，綠茶中含量較高，綠茶中的遮蔭綠茶的葉綠素含量更高。

葉綠素能刺激組織中纖維細胞的生長，促進組織再生，能加速傷口癒合。在第二次世界大戰中，美軍曾將葉綠素與消炎藥同時使用，效果非常理想。現代醫學發現，葉綠素還可治療潰瘍，對消化道炎症有良好的輔助療效。葉綠素還有抗菌作用，能抑制金黃色葡萄球菌、化膿鏈球菌的生長。

最近，發現葉綠素能促進體內二惡英的排泄。二惡英是 210 種氯代烴的總稱。自然界中不存在二惡英，在生產殺蟲劑、除草劑、落葉劑、多氯聯苯等產品的過程中以及在焚燒聚氯乙烯塑料垃圾的時候，會放出二惡英。二惡英對人體有毒，中毒時眼睛、鼻子和喉嚨等部位有刺激感，

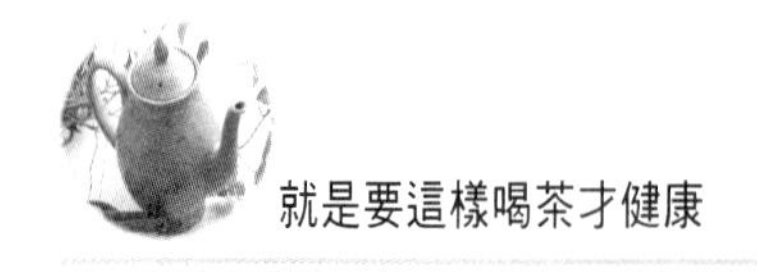

頭暈，皮膚出現紅腫，還會引起失眠、頭痛、煩躁不安、視力和聽力減退、四肢無力、性格變化、意志消沉等。二惡英急性中毒症狀有肝腫、肝功能衰退、腹瀉、嘔吐等。最讓人恐懼的是二惡英的致癌性和致畸性。據估計，人的致死量每千克體重爲 4～6mg。二惡英是現在化學合成品中毒性最大的環境污染物。在老鼠試驗中發現，飼料中添加葉綠素 0.01 %～0.5 %，二惡英的排泄量增加 1.6～15 倍，體內積蓄量減少 3 %～49 %。排泄量隨葉綠素的添加量的增加而增加，體內積蓄量隨葉綠素的添加量的增加而減少（圖 3-9）。攝取少量的葉綠素就能有顯著的效果。

2.類胡蘿蔔素　類胡蘿蔔素是一類從黃色到橙色的脂溶性色素，這些物質在茶葉加工過程中會發生氧化分解，生成多種香氣化合物，如芳樟醇、紫羅酮等，因此類胡蘿蔔素對茶葉的色、香都有重要意義。每 100 克茶葉中類胡蘿蔔素含量爲 16～30mg。其中黃茶、綠茶中含量較高。

類胡蘿蔔素中的α－胡蘿蔔素、β－胡蘿蔔素是原維生素A，在體內可分解爲維生素A。如今，類胡蘿蔔素的抗氧化作用非常受到矚目。在本章㈠茶多酚的部分談到有強氧化能力的自由基會引發多種疾病，並使機體衰老，而抗氧

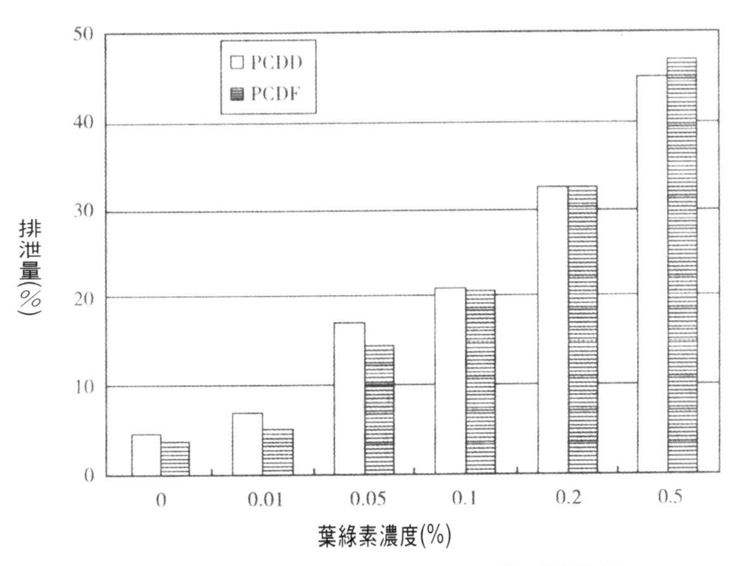

圖 3-9　膳食中葉綠素濃度與二惡英的排泄量的關係

化劑能清除自由基，有預防疾病，延緩衰老的效果。類胡蘿蔔素的抗氧化能力被證明與維生素 E 不相上下，而且類胡蘿蔔素已被發現對多種癌細胞，如皮膚癌、乳腺癌、肺癌、白血病等的癌細胞的增殖有抑制作用。人體的皮膚、肝臟、腎臟、精巢、卵巢、血液等許多組織中含有類胡蘿蔔素。據調查，體內類胡蘿蔔素水平與一些癌症的發病率有逆向關係，如β－胡蘿蔔素的含量低，肺癌的發病率高。因此，爲了預防癌症，應積極地從食物中攝取類胡蘿蔔素。現在許多國家已開發了類胡蘿蔔素強化食品。

㈨維生素

1.維生素A　茶葉中含有原維生素A，如每100克綠茶中有16～25mg的胡蘿蔔素，每100克紅茶中有7～9mg，其中的20%～30%爲α－胡蘿蔔素，其餘爲β－胡蘿蔔素。β－胡蘿蔔素的維生素A轉換率爲α－胡蘿蔔素的兩倍。維生素A是維持正常視力所不可缺少的物質，它能預防虹膜退化，增強視網膜的感光性，有「明目」的作用。缺乏維生素A，視力會下降，並會得夜盲症。同時維生素A還有維護聽覺、生育等功能正常，保護皮膚、黏膜，促進生長等作用。

2.維生素 C　綠茶中維生素 C 含量較高，每 100 克有100～250mg。維生素 C 易溶於水，可透過飲茶來補充體內每日所需量（50mg）。有多個記載，說明茶葉曾在海戰以及航海中被用來作爲維生素C源，以預防壞血病。例如歷史上著名的英國富蘭克林遠征隊在 1845～1848 年遠征北極時，就帶有茶葉，在遠征隊覆沒後，他們的遺物中還發現了茶葉。維生素C的功效還有增強免疫能力、預防感冒、促進鐵的吸收，而且它是強抗氧化劑，能捕捉各種自由基，

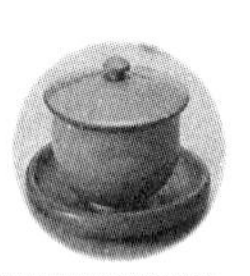

抑制脂質過氧化，從而有防癌、抗衰老等功效。維生素C還能抑制肌膚上的色素沉積，因此有預防色斑生成等美容的效果。

3.維生素E　茶葉中維生素E的含量也高於其他植物，是菠菜含量的32倍，葵花籽油的2倍。維生素E也是很強的抗氧化劑，有抗衰老、美容的作用。此外，有預防動脈硬化、防治不育症等效果。但維生素E爲脂溶性維生素，不易溶到茶湯中。因此，可透過食茶，如將茶粉加入糕點中食用，就能較好地攝取茶中的維生素E。

4.維生素F　亞油酸、亞麻油酸等不飽和脂肪酸被歸類於維生素中，統稱維生素F，「F」即英文的「脂肪酸」的第一個字母。其效用有防止動脈中膽固醇的沉積；促進皮膚和頭髮健康生長；促進鈣的利用，從而促進成長；轉化飽和脂肪酸，可幫助減肥。維生素F在植物種子中含量較高。茶籽中有30％～35％的油脂，其中含有大量的亞油酸和亞麻油酸，含量有65％～85％。

5.維生素K　維生素K的「K」爲德語「凝固」的第一個字母，因爲維生素K最初是作爲與血液凝固有關的維生素被發現的。除了這個作用以外，維生素K還參與體內鈣的代謝。缺乏維生素K時，容易骨折，現在它已被用作骨質疏鬆症的治療藥。其他的缺乏症有血液凝固力下降，易發心肌梗塞等。維生素K主要存在於綠色植物中。每100克茶葉中含量爲1～4mg。

6.維生素P　黃酮、黃烷醇等被統稱爲維生素P。這些是與兒茶素結構相近、呈黃色或橙色的化合物。P是通透性的英文的第一個字母。因爲維生素P是維持毛細血管通透性的要素，主要功能是增強毛細血管壁、調整其吸收能力。維生素P和維生素C有協同的作用，並促進維生素C的消化、吸收。在荷蘭、美國、芬蘭等國的調查統計表明，黃酮類化合物的攝取量與心血管病的死亡率呈負相關。

例如，荷蘭人平均每天攝取25.9mg黃酮類化合物，主要來源爲茶、洋蔥、蘋果等。將被調查者按攝取量分爲3組，即每日攝取量分別爲 0～19mg，19.1～29.9mg，29.9mg以上。0～19mg組的心血管病死亡率設爲1，其他兩組的冠狀動脈病死亡率爲0.32，心肌梗塞死亡率分別爲0.89和0.52（圖3-10）。可見，維生素P對心血管病有一定的預防作用。茶葉中維生素P含量很高，尤其是秋茶中含量每100克可高達500mg以上，是很好的維生素P供給源。

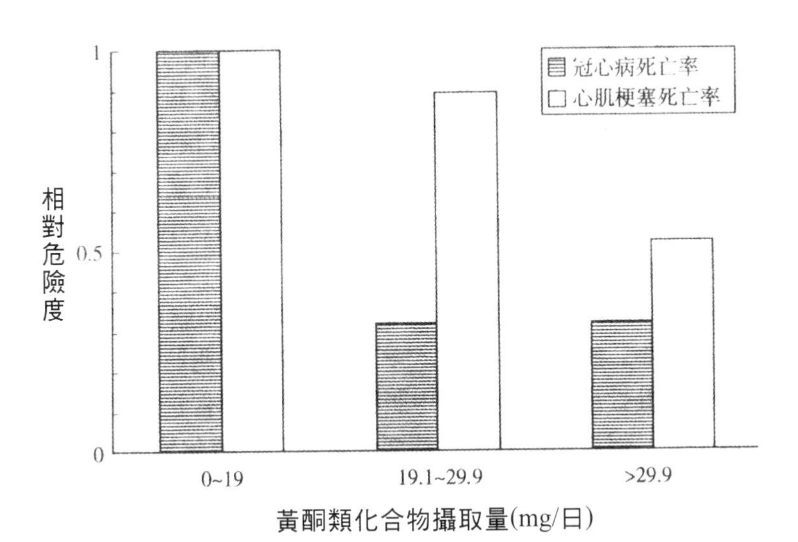

圖 3-10　荷蘭人的黃酮類化合物攝取量與冠狀動脈病、心肌梗塞的死亡率的關係

表 3-6　茶葉中的主要維生素及其功效

維生素名稱	乾茶中的含量	主要效用	缺乏症	每日所需量
維生素A	原維生素 A 含量 8～25mg/100g	維持視覺、聽覺的正常功能，維持皮膚和黏膜的健康，促進生長	夜盲症，乾眼病，皮膚乾燥，兒童發育生長不良	1800～2000IU，妊娠、哺乳期 2200～3000IU
維生素 B_1	0.1～0.5mg/100g	促進生長，維持神經組織、肌肉、心臟的正常活動	腳氣病，神經炎	0.8～1.2mg，妊娠、哺乳期 1.5～1.6mg
維生素 B_2	0.8～1.4mg/100g	維持皮膚、指甲、毛髮的正常生長	口角炎，口腔炎，角膜炎	1.0～1.2mg
煙酸	4～7mg/100g	維持消化系統健康，維持皮膚健康	糙皮症，消化系統功能障礙	13～19mg，妊娠、哺乳期 100～140mg
維生素 C	10～250mg/100g	抗氧化作用，增強免疫功能，防治壞血病，促進傷口癒合，減少斑沉積，防癌	壞血病，牙齦出血	50～100mg
維生素 E	25～80mg/100g	抗氧化作用，延緩細胞衰老，防治不育症，預防動脈硬化	幼兒貧血症，生殖功能障礙	7～10mg
維生素 F（亞油酸、亞麻油酸等）	茶葉茶籽油中含量 65 %～85 %	預防動脈硬化，有助於皮膚、毛髮健康生長	發育不良，皮膚乾燥，脫髮	未定
維生素 K	1～4mg/100g	促進凝血素的合成，防治內出血，促進骨中鈣的沉積	血液凝固能力下降，骨質疏鬆症	50～65μg
維生素 P	200～500mg/100g	增強毛細血管壁，預防心血管病，防治瘀傷	毛細血管透性增大，出現紫斑	未定
維生素 U	1～10mg/100g	預防胃潰瘍	胃潰瘍	未定
葉酸	0.5～1.0mg/100g	參與核苷酸和氨基酸代謝，是細胞增殖時不可缺少的，預防貧血，促進乳汁分泌	貧血，口腔炎	80～220μg，妊娠、哺乳期 260μg
泛酸	3～4mg/100g	有助於傷口痊癒，增強抵抗能力，防止疲勞，緩解多種抗生素的毒副作用	低血糖症，十二指腸潰瘍，皮膚異常症狀	10mg

㈩**礦物質**　茶還提供人體組織正常運轉所不可缺少的礦物質元素。維持人體的正常功能需要多種礦物質。根據人體所需量，每日所需量在 100mg以上的礦物質被稱爲常量元素，每日所需量在 100mg以下的爲微量元素。到目前爲止，已被確認與人體健康和生命有關的必需常量元素有鈉、鉀、氯、鈣、磷和鎂；微量元素有鐵、鋅、銅、碘、硒、鉻、鈷、錳、鎳、氟、鉬、釩、錫、硅、鍶、硼、銣、砷等 18 種。礦物質元素都有其特殊的生理功能，與人體健康有密切關係。一旦缺少了這些必需元素，人體就會出現疾病，甚至危及生命。這些元素必須不斷地從飲食中得到供給，才能維持人體正常生理功能的需要。茶葉中有近 30 種礦物質元素，與一般食物相比，飲茶對鉀、鎂、錳、鋅、氟等元素的攝入最有意義。

1.鉀　人體所含的礦物質中，鉀的含量僅次於鈣、磷，居第三位。鉀是調節體液平衡，調節肌肉活動，尤其是調節心肌活動的重要元素。缺鉀會造成肌肉無力、精神萎靡、心跳加快、心律不齊，甚至可引起低血鉀，嚴重者可導致心臟停止跳動。當人體出汗時，鉀也和鈉一樣會隨汗水排出。所以在炎炎夏日出汗多時，除了補充鈉外，也要補充鉀，否則易出現渾身無力、精神不振等中暑現象。幾乎所有的動物性和植物性食品中都含有鉀，只是一般含量都不高，在平時排汗量不大的情況下，正常膳食就可以滿足人體所需的鉀；但在炎熱的夏季，一方面出汗很多，另一方面食欲差，這容易使鉀的吸收和排出的平衡被打破，從而導致體內缺鉀，此時必須適當補充鉀。茶葉中，鉀的含量居礦物質元素含量之首，是蔬菜、水果、穀類中鉀含量的10～20倍，並且其在茶湯中的溶出率高達100%。每100ml濃度中等的綠茶水中鉀的平均含量爲10mg，紅茶水中鉀含量爲24mg。所以夏日更應該選茶作爲飲料。

2.鋅　鋅是體內含量僅次於鐵的微量元素。它是很多酶的組成成分，人體內有100多種酶含有鋅。此外，鋅與蛋白質的合成，以及DNA及RNA的代謝有關。骨骼的正常鈣化，生殖器官的發育和正常功能，創傷及燒傷的癒合，胰島素的正常功能與敏銳的味覺等也都需要鋅。鋅缺乏時會出現味覺障礙、食慾不振、精神憂鬱、生育功能下降等症狀，並易發高血壓症，兒童會發育不良。但鋅在水果、蔬菜、穀類、豆類中的含量相當低。動物性食品是人體鋅的主要來源。而茶葉中鋅的含量高於雞蛋和豬肉中的含量，

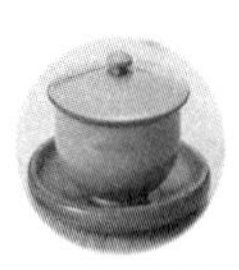

且鋅在茶湯中的浸出率較高，爲35％～50％，易被人體吸收，因而茶葉被列爲鋅的優質營養源。

3.氟　氟是人體必需的微量元素氟化物，在骨骼與牙齒的形成中有重要作用。缺氟會使鈣、磷的利用受影響，從而導致骨質疏鬆。並且缺氟時，牙齒的釉質不能形成抗酸性強的氟磷灰石保護層，導致牙釉質易被微生物、酸等侵蝕而發生蛀牙。氟對齲齒的預防作用已被引起重視。使用含氟牙膏、含氟漱口水，局部塗氟化物，或在飲用水中加氟都能降低齲齒的患病率和發病率。由於氟的重要性，有許多國家和地區，如美國、澳大利亞、愛爾蘭、日本等在自來水中加氟，以增加氟的攝取源。

茶樹是一種富含氟的植物，其氟含量比一般植物高十倍至幾百倍（表3-7）。茶樹中粗老葉中氟含量比嫩葉中更高。一般茶中氟含量爲100mg/kg上下，用嫩芽製成的高級綠茶含氟可低至約20mg/kg；而用較成熟枝葉加工成的黑茶中氟含量較高，有300～1000mg/kg。而且茶中的氟很易浸出，熱水沖泡時浸出率有60％～80％。因此喝茶也是攝取氟離子的有效方法之一。中國自古就有用茶水漱口的做法，宋代著名詩人蘇軾在《東坡雜記》中還記述了用濃茶漱口以「堅齒」的親身體會。

表 3-7 各種食用植物的乾物質中的氟含量

食用植物品種	氟含量(mg/kg)
茶	20~1000
穀類	
精白米	0~17
小麥	4
玉米	7
豆類	
大豆	6
赤豆	3
水果	
橘子	7~10
蘋果	7
西瓜	55
香蕉	11
蔬菜	
菠菜	15
白菜	21
蔥	14
蘿蔔	12~30
馬鈴薯	11

但要強調指出的是，過量氟可引起氟中毒，如導致氟斑牙，並使骨骼失去正常的顏色和光澤，容易折斷。在經常大量飲用高含氟的茶葉（500mg/kg以上）的情況下應該注意氟的攝取量。成人安全而適宜的氟攝入量爲每天1.5～4.0mg。低於這個範圍容易發生缺氟症；高於這個範圍容易發生氟中毒。

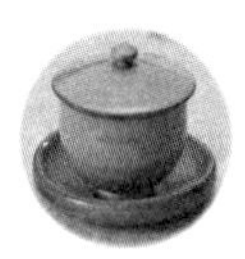

4.硒　硒在生命活動中的重要作用被認識得較晚，1973 年聯合國衛生組織正式宣布硒是人和動物生命必需的微量元素。

硒是人體內最重要的抗過氧化酶——谷胱甘肽過氧化酶的主要組成成分，具有很強的抗氧化能力，保護細胞膜的結構和功能免受活性氧和自由基的傷害。因此它具有抗癌、防衰老和維持人體免疫功能的效果。研究表明，在低硒地區生活的人，癌症的發病率高。相反，含哂量較高的地區，胃癌、肺癌、膀胱癌、直腸癌的發病率都很低。並且缺硒是患心血管病的重要因素。在硒含量較低的地區，克山病（一種致死性心肌病）發病率也高，透過提高膳食中硒的含量可降低發病率。

硒不僅有抗癌、防癌、防治心血管疾病和延緩衰老的功能，而且對人體還有很多的藥理作用，如硒具有胰島素作用，它可以調節人體內的糖分，有助於改進糖尿病患者的飲食；有保護視神經，預防白內障，增強視力的功能；能防治鉛、鎘、汞等有害重金屬對肌體的毒害，起到解毒作用；能保護肝臟，抑制酒精對肝臟的損害。

在不同地區的土壤、水源及動、植物中的含硒量很不均勻。世界上有40多個國家和地區的部分或大部分地帶缺硒。中國有22個省（自治區）、市的一些縣缺硒或低硒。要解決缺硒地區人群的補硒問題，一是用含硒藥物補充。二是從飲食中補充。

茶葉是中國傳統的大衆化飲料。茶葉中的硒主要爲有機硒，易被人吸收。茶葉中均含有硒元素，含量的高低主要取決於各茶區茶園土壤的含硒量的高低。非高硒區的茶葉中硒含量爲0.05～2.0mg/kg，硒含量較高的爲湖北、陝西以及貴州、四川的部分茶區的茶葉，含量可達5～6mg/kg。就茶樹的各部位而言，老葉、老枝的硒含量較高，嫩葉、嫩枝的含硒量較低。硒在茶湯中的浸出率爲10%～25%。在缺硒地區普及飲用富硒茶是解決硒營養問題的最佳辦法。

5.錳　茶葉中含量較高的錳也對人體健康有重要的作用。錳參與骨骼形成和其他結締組織的生長、凝血，並作爲多種酶的激活劑參與人體細胞代謝。缺錳會使人體骨骼彎曲，並容易患心血管病。茶葉是一種集錳植物，一般低含量也在30mg/100g左右，比水果、蔬菜約高50倍，老葉中含量更高，可達400mg/100g。茶湯中錳的浸出率爲35%左右。

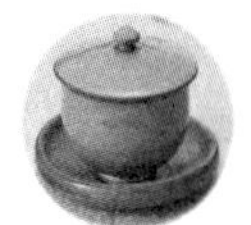

表 3-8　茶葉中的主要礦物質及其功效

礦物質種類	乾茶中的含量	茶湯中的溶出率(%)	主要功效	每日所需量
鉀	1,400~3,000 mg/100g	≈ 100	調節細胞滲透壓，參與肌肉的收縮過程，維持神經組織的正常功能和正常的心律	2,000mg
磷	160~500 mg/100g	25~35	骨和牙的組成成分，細胞膜的組成成分，參與糖代謝	800mg
鈣	200~700 mg/100g	5~7	骨和牙的組成成分，參與凝血過程、肌肉的收縮過程以及鎮靜神經	800mg
鎂	170~300 mg/100g	45~53	體內300多種酶的輔助因子，維持細胞的正常結構，缺乏時會出現心律不正	250~300mg
錳	30~90 mg/100g	≈ 35	多種酶的激活劑，參與骨骼的形成和凝血過程	3~4mg
鐵	10~40 mg/100g	≧10	體內多種酶的組成成分，促進造血,缺乏時會造成缺鐵性貧血	10~15mg
鈉	1~50 mg/100g	10~20	調節體液平衡，防止身體脫水，維持肌肉的正常功能	4~9g
鋅	2~6 mg/100g	35~50	體內多種酶的組成成分，維持生殖器官的正常功能，維持敏銳的味覺，促進生長，增強抵抗力	10mg
銅	1.5~3 mg/100g	70~80	分布於肌肉、骨骼中，參與造血，增強抗病能力	1.5mg
氟	100~1,000 mg/100g	60~80	骨和牙的組成成分，預防蛀牙	1.5~4.0mg
鎳	0.3~2 mg/100g	≈ 50	參與核酸代謝	0.3~0.5mg
硒	0.02~2.0 mg/kg	10~35	抗氧化作用，延緩衰老，預防癌症	0.05~0.2mg
碘	0.05~0.01 mg/100g	50~60	預防甲狀腺增生、肥大	0.1~0.3mg

此外，飲茶還是人體中必需的常量元素磷、鎂以及必需的微量元素銅、鎳、鉻、鉬、錫、釩的補充來源。茶葉中鈣的含量是水果、蔬菜的10～20倍。鐵的含量是水果、蔬菜的30～50倍。但由於鈣、鐵在茶湯中的浸出率很低，遠不能滿足人體日需量，因此，飲茶不能作爲人體補充鈣、鐵的依賴途徑，但可透過食茶來補充。

㈩**纖維素**　葉的組織主要由纖維素構成，茶葉中纖維素含量很高，可達30％～40％。尤其是粗老葉中含量較高，並且秋茶中的含量高於春茶。所以等級越低的茶中纖維素含量越高。

以前，纖維素由於不易被人體所消化吸收，其生理作用沒有受到重視。現在發現，纖維素是人類健康必不可缺的營養要素，具有其他任何物質不可替代的生理作用，因此被稱爲繼蛋白質、脂肪、碳水化合物、礦物質、維生素和水之後的第七營養素。每人每天需攝取25～35g的纖維素。

1.通便　隨著生活水平不斷提高，每天的食物變得以高蛋白、高脂肪等精細食物爲主，食物纖維素的攝取量越來越少。這是便秘的主要原因。便秘使排泄物中有害物質

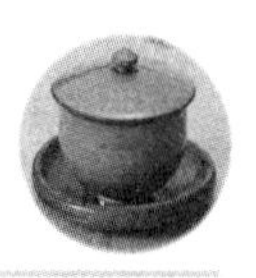

在腸道停留時間延長，對人體造成危害，很可能誘發腸癌。食物纖維素能使大便軟化、增量，促進腸蠕動，利於腸道排空，保持大便暢通，清潔腸道，有預防腸癌的效果。長期便秘會使肛門周圍血液阻滯，從而引發痔瘡。纖維素的通便作用，可降低肛門周圍的壓力，使血液通暢，因而還有防治痔瘡的作用。

2.**解毒作用**　纖維素的通便作用還能促進體內毒素的排泄。例如，現在引起廣泛警惕的二惡英也可透過纖維素排出體外。進入體內的二惡英首先被小腸吸收，經過血液散布積存在體內各內臟和組織中。肝臟中的二惡英，會隨著膽汁而排入到十二指腸，被小腸重新吸收後再次進入體內各部位，形成所謂「腸肝循環」，使二惡英始終難以排出體外。積存的二惡英與新從體外攝入的二惡英匯聚，對人體造成嚴重危害。纖維素解毒，是在二惡英由肝臟排出而被小腸吸收之前，纖維素將毒素吸附，並隨糞便排出體外，減少了腸道的再吸收。動物試驗證明，老鼠的飼料中添加纖維素，能使糞便中二惡英的排泄量增加，並減少肝臟中二惡英的積存量。飼料中纖維素的量越多，效果越好。

給大鼠的飼料中添加10%的綠茶粉，各種二噁英的排泄量都有不同程度的增加，平均增加3～4倍，其中兩個毒性最大的化合物2，3，7，8－四氯二苯並呋喃和1，2，3，7，8－五氯二苯並呋喃的排泄量增加了9倍。同時，大鼠肝臟中積蓄的二噁英量也比不添加綠茶粉時有減少，大多數減少60%左右，八氯二苯並二噁烷、1，2，3，7，8，9－六氯二苯並呋喃、八氯二苯並呋喃的減少率達到80%以上。綠茶粉能有效地抑制二噁英吸收，及其在肝臟中的積蓄。其作用是葉綠素和纖維素的協同作用的結果。

除了二噁英，纖維素對其他毒素的排泄同樣有促進作用。現在環境污染以及日常生活中化學合成品的增多使人體每天吸入的有害物質有增無減，更需要增加纖維素的攝取量。

3.減肥作用　纖維素本身幾乎沒有熱量，大量攝取纖維素不會增加體重。提高膳食中的纖維素攝取量，能增加嘴的咀嚼次數，會在攝入熱量較少的情況下產生飽腹感，因此能減少熱量的吸收。同時，大量纖維素能使食物在腸道內停留的時間縮短，減少腸道的再吸收，而在一定程度上起到減肥作用。此外，纖維素還會降低胰臟的消化酶的活性，減少糖、脂肪等的吸收。所以高纖維素食品常被作爲理想的減肥食品（圖 3-11）。

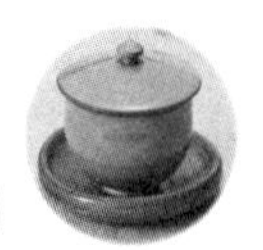

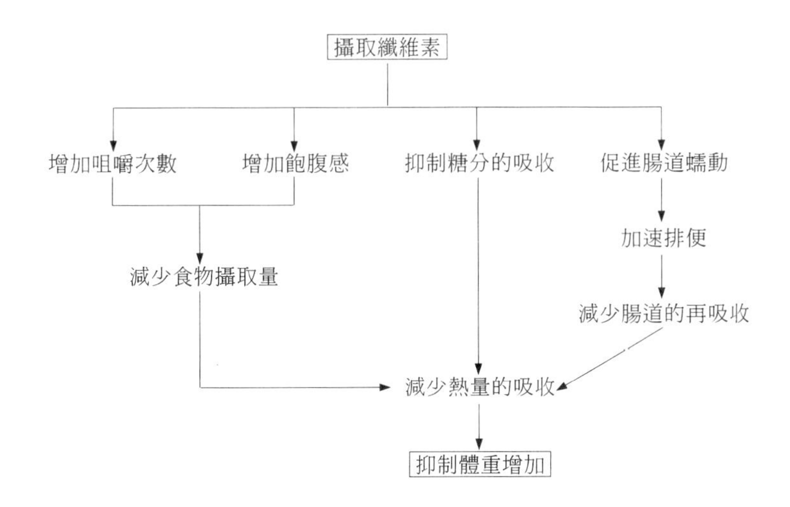

圖 3-11　纖維素的減肥作用

4.美容　如果腸內排泄物滯留，腸壁的再吸收作用會導致血液中帶有有害物質。當血液中存有廢物時，這些廢物會從皮膚排出，於是面部就會出現暗瘡、粉刺、黑斑等。因此排便不暢會影響皮膚的健美。纖維素有使胃腸蠕動加快，使排泄物迅速排出體外，減少腸壁對代謝廢物或毒物吸收，保持血液清潔，從而起到美容的效果。

此外，纖維素可減少膽汁酸的再吸收量，改變食物消化速度和消化分泌物的分泌量，可預防膽結石、十二指腸

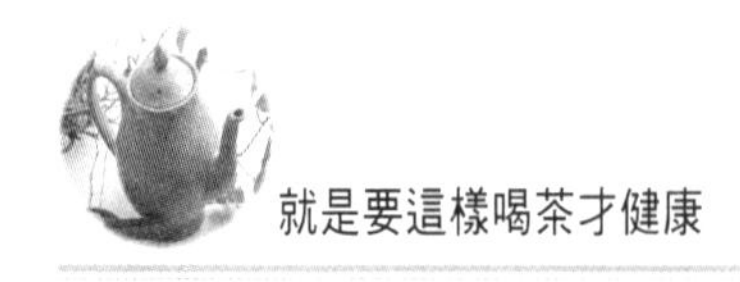

潰瘍、潰瘍性結腸炎等疾病。值得注意的是，茶葉中的纖維素因不溶於水，不能透過喝茶攝入體內，而食茶或吃茶粉能有效地利用茶葉中的纖維素。

綜上所述，茶葉如同一個聚寶盆，包含了各種有用的成分，而這些成分都有一種天生我才必有用的姿態，發揮著各自的作用，它們的共同作用創造了茶葉的神奇能力（表3-9）。因爲茶葉具有如此多的健康功能，自古以來茶就成爲人們生活中不可缺少的物資之一，尤其是在中國占國土面積2/3的高原地帶和廣大牧區一直認爲「寧可三日無糧，不可一日無茶」。

三、茶湯對水質的改善作用

水是人類生存必不可少的物質。人體中含有50%~70%的水分，水分在體內發揮多種作用，如搬運養分、維持細胞正常功能、維持體溫，以汗、尿的形式排泄廢物等。體內的水分少2%～3%時，就會疲倦、頭暈、四肢無力、食欲不振等；水分少5%左右時，會喉嚨乾燥、血壓降低；水分少10%時，會喪失知覺、昏迷，更嚴重時就會死亡。而人體每天出汗、排泄等要排出大量的水分，因此每天要注意補充水分，一天應攝取水2000ml以上。

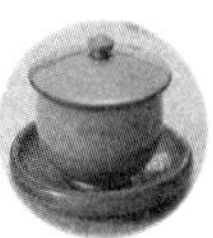

表 3-9　茶葉的保健作用及有效成分

主要生理作用	預防的疾病及保健作用	主要有效成分
抗氧化	抗衰老、美容、預防癌症等	茶多酚、維生素C、維生素E、類胡蘿蔔素、硒
抗癌、抗突變	預防癌症	茶多酚、咖啡鹼、茶氨酸、維生素C、類胡蘿蔔素
降血壓	預防高血壓	茶多酚、γ－氨基丁酸、茶氨酸
降血糖	預防糖尿病	茶多酚、茶多糖
降血脂	預防動脈硬化	茶多酚、茶多糖
抗過敏、抗炎症	預防過敏引發的哮喘、皮膚瘙癢	茶多酚、咖啡鹼、茶皂素
抗菌、抗病毒	預防蛀牙、預防流感、預防食物中毒、預防眞菌性皮膚病	茶多酚、茶皂素
抑制脂肪吸收	預防肥胖	茶多酚、咖啡鹼、茶氨酸、茶皂素、纖維素
鎮靜作用	安神、治療不眠症、改善經期綜合症	茶氨酸、γ－氨基丁酸
興奮作用	提神	咖啡鹼
利尿作用	防治浮腫、解毒	咖啡鹼
提高免疫功能	預防感冒、抵抗疾病	維生素C
促進腸道蠕動	預防便秘、腸癌、痔瘡，解毒，美容	纖維素
形成氟磷灰質	使骨質堅硬，維持骨骼健康，防止蛀牙	氟
維持各組織、器官的健康	預防視覺、聽覺的疾病，維持皮膚、指甲、毛髮的正常生長，維持肌肉、神經的正常活動	各種維生素
機體的組成成分	維持人體的正常功能	各種礦物質
營養成分		蛋白質、脂肪

由於我們國家地域遼闊，幅員廣大，不同的地理位置形成不同的水源，水質差異很大。很多地區的地表水或地下水均不符合國家規定的飲用水衛生標準。特別是長江以北的大部分地區和西北地區，由於氣候乾燥，降水少，年蒸發量大，使水中鹽分不斷濃縮，礦化度逐步增高，水源大多變爲 pH 較高、硬度較大的苦鹹水。水質較差的地方的老百姓都有食醋和飲茶的習慣。經驗認爲喝水會損壞腸胃，喝多了肚子發脹，食欲下降，而喝茶無此現象。因爲茶湯是很好的緩衝劑，可緩和水的鹼性（圖 3-12），從而減少對胃的刺激和損害。

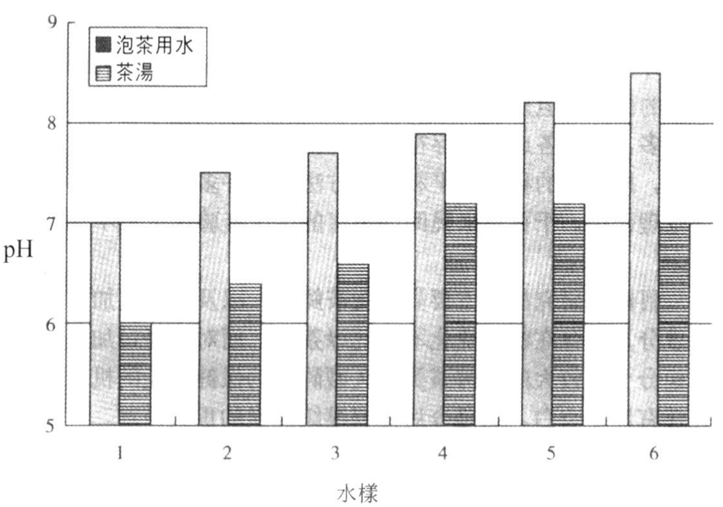

圖 3-12　不同用水在泡茶前後的 pH 變化

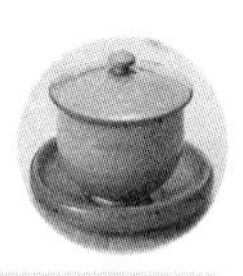

四、各種茶類的保健作用

如上所述，隨著化學和醫學科學的進步，茶葉中的多種成分被發現，茶葉的生化特性被剖析，茶葉的功效之謎正在逐步被解開。現代科學的發展使人們對茶葉的保健作用的機理有了一定的認識。但是，茶葉與功效特異的中草藥一樣，其成分種類繁多，並且各成分間存在著相互促進、協調、牽制等複雜的關係，按目前的科學水平和研究方法還有許多無法解釋其全部的生理作用，千百年來民間的豐富的傳統經驗還遠遠不能被破譯。

目前的研究成果主要集中在茶鮮葉，以及雖經過加工但內含成分及其存在狀態變化不大的綠茶類，而對於經過加工後內含組分變化較大的發酵茶類、久藏陳茶的保健功能的機理的研究還有許多空白，這是今後需要繼續探索的重大課題。

1.綠茶　綠茶，屬不發酵茶，是將採下的茶鮮葉經攤放、殺青、做形、乾燥等工序後加工而成的。殺青是綠茶加工關鍵的工序，透過殺青，鈍化了酶的活性，從而抑制了多酚氧化等各種酶促反應，因此綠茶中茶鮮葉的成分保存得較好，茶多酚、氨基酸、咖啡鹼、維生素C等主要功效成分含量較高。如上所述綠茶已得到強有力的科學證明其具有抗氧化、抗輻射、抗癌、降血糖、降血壓、降血脂、抗菌、抗病毒、消臭等多種保健作用。日本的統計調查表明，綠茶生產地的癌症發病率明顯低於日本其他地區，例如將日本全國的胃癌發病死亡率設爲 100 %，著名的綠茶產地靜岡縣中川根町的胃癌發病死亡率還不到 30 %。由於綠茶的保健作用已日益爲人所認識，綠茶已在包括中國、日本以及歐美的許多國家受到青睞，世界上的綠茶消費量也年年遞增。同時綠茶茶粉、綠茶抽提物、含有綠茶成分的保健食品、化妝品等也相繼問世。

2.黑茶　黑茶是經過渥堆、陳化加工而成的後發酵茶。在渥堆中茶鮮葉中的許多成分被氧化、分解。因此，在康磚、金尖、青磚、茯磚等黑茶類中，茶多酚、茶氨酸以及維生素等已被認定的茶葉中的主要功效成分的含量很低（表 3-10），但這些茶恰恰是占中國國土面積 2/3 的高原地帶和廣大牧區人民的必不可少的生活品。尤其是康磚、金尖中這些功效成分的含量更低，爲綠茶的 1/10 以下。康磚、金尖是生活在缺氧、乾燥、晝夜氣溫變化大、冬季長而寒冷的高海拔地區的藏族人民的生活必需品，那

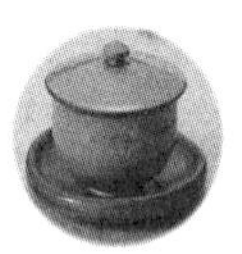

兒蔬菜、水果少，食品以粗糧、牛羊肉、乳製品爲主，藏民古諺道：「茶是血，茶是肉，茶是生命。」其他不同類別的磚茶也一樣，都是不同區域少數民族各自認定的專用茶，經驗認爲它們適合於以食肉類、粗糧爲主的高原牧區的人們的維持健康的要求。千百年來，磚茶與廣大牧區少數民族人民的生活密切相關，歷代政府也視之爲關係到國家安定的最爲重要的物資。這些磚茶消費區域的專一性、消費量的穩定性以及其不可替代性也是茶類中絕無僅有的。現在的有關黑茶的研究非常有限，只有普洱茶類的降血脂、降膽固醇、抑制動脈硬化、減肥健美的功效已得到試驗證明，但對於其有效成分的探索還進展不大。黑茶中的特異成分及其保健作用機理在現代科學發展的洪流中還如一塊未開發地，閃爍著神秘的光彩。

表 3-10　黑茶的各種成分的含量(%)

黑茶品種	兒茶素	茶多酚	咖啡鹼	茶氨酸	水浸出物
金尖	0.40	1.52	1.34	0.10	25.0
康磚	0.90	4.10	1.50	0.41	27.0
茯磚	1.00	3.90	1.25	0.42	22.0
青磚	0.40	1.80	1.26	0.30	21.0
黑磚	2.01	7.90	1.80	0.60	21.5
花磚	2.20	8.40	1.99	0.63	22.9

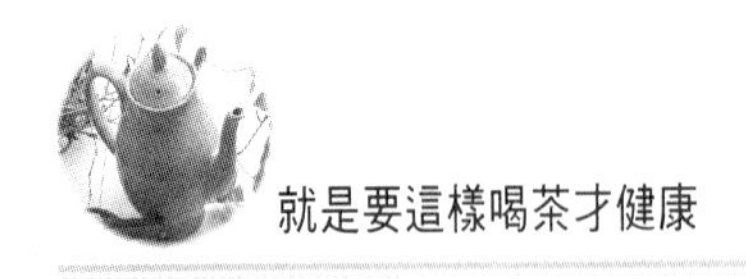

3.白茶　白茶是發酵茶中發酵程度最低的一類茶，大多爲自然萎凋及風乾而成。白茶產地有經驗認爲其具有防暑、解毒、治牙痛等作用，尤其是陳年銀針白毫可用作患麻疹的幼兒的退燒藥，其退燒效果比抗生素更好。最近美國的研究發現，白茶有防癌、抗癌的作用。

4.烏龍茶　烏龍茶爲半發酵茶。烏龍茶的特殊的加工工藝，使其品質特徵介於紅茶與綠茶之間。傳統經驗爲隔年的陳烏龍茶具有治感冒、消化不良的作用；其中的佛手還有治痢疾、預防高血壓的作用。現代醫學證明烏龍茶有降血脂、減肥、抗炎症、抗過敏、防蛀牙、防癌、延緩衰老等作用。並且最近研究發現，除去兒茶素的烏龍茶依然有很強的抗炎症、抗過敏效果，這是烏龍茶中的前花色素（proanthocyanidin）的作用。現在日本已將烏龍茶抽提物開發成預防花粉症的保健食品，花粉症是日本發病率很高的過敏症。

5.紅茶　紅茶爲全發酵茶。紅茶中的兒茶素在發酵過程中大多變成氧化聚合物，如茶黃素、茶紅素以及分子量更大的聚合物。而這些氧化聚合物也有強的抗氧化性，這使紅茶也有抗癌、抗心血管病等作用。民間還將紅茶作爲

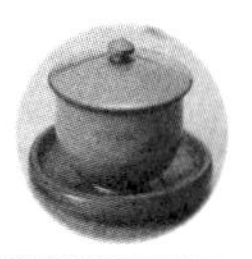

暖胃、助消化的良藥，陳年紅茶用於治療、緩解哮喘病。

6.花茶　茉莉花茶可治療偏頭痛，減輕分娩時的陣痛。玫瑰花茶可治療月經不調。

鑒於茶葉的多種保健作用，許多部門將其作爲職業性保健飲品，如接觸化學物品、輻射較多的工作人員的保健飲品，以及防暑降溫的辦公用茶。

五、茶樹其他部分的利用

㈠**茶葉茶籽油的食用**　茶葉茶籽油或茶葉籽油不同於一般所說的茶油。茶油（又稱茶子油）是油茶樹(Camellia oleifera)的種子(含油40％～60％)榨出的油，供食用和工業用，其生產已有較長的歷史。而本文所說的茶葉茶籽油是茶樹(Camellia sinensis)的種子榨出的油。茶葉茶籽油的生產和利用是20多年前才開始的。

茶葉種子從開花到成熟需400天，聚集了茶樹精華。日本、印度、肯亞、俄羅斯、斯里蘭卡等許多國家對茶葉種子，尤其是茶籽油的開發利用進行了試驗研究。

茶葉的種子的含油量因茶樹品種、類型、地理位置的不同而不同，平均含油率爲20％～30％。一般北方茶葉產區的茶葉種子比南方茶葉產區的含油量高，各個品種中小葉種的茶籽含油量較高，茶籽的平均含油量在24％～26％（表3-11）。

以茶葉種子爲原料，經熱壓榨、浸出等方法加工所得的茶葉茶籽油有很高的營養價值。茶籽油的脂肪酸主要成分爲油酸(化學上表示碳原子數和不飽和度爲 18：1，下同)、亞油酸(18：2)、棕櫚酸(16：0)，其次爲硬脂酸(18：0)、亞麻油酸(18：3)、豆蔻酸(14：0)等，其中亞油酸、亞麻油酸是人體必需脂肪酸，是維持皮膚、毛髮的健康生長所不可缺少的，並且有預防動脈硬化的功效。茶葉茶籽油中的不飽和脂肪酸的含量超過 85％，碘值爲 112，高於多種其他食用植物油（表3-12）。並富含茶多酚、維生素E和類胡蘿蔔素等，其中維生素E含量爲 195mg/L，高於任何食用植物油。同時已有動物實驗證明，茶葉茶籽油有一定的抗氧化能力，降血壓、降血脂以及抑制動脈粥樣硬化的功能。茶葉茶籽油的營養價值、生理功能都能與橄欖油相媲美，是一種高檔食用油。

茶葉茶籽油雖含有大量的不飽和脂肪酸，但由於有茶多酚、維生素E等含量豐富，其性質相當穩定。在常溫條件

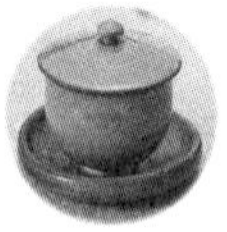

表 3-11 主要茶樹品種的茶籽含油率（%）

茶樹品種	茶籽含油率
鳩坑	33.4
碧螺春	31.6
龍井	29.6
信陽毛尖	28.5
紫筍	25.3
安化中葉種	25.0
鳳凰水仙	23.1
都勻毛尖	22.6

表 3-12 茶籽油與常見植物油的主要脂肪酸組成的比較

種 類	油酸(%)	亞油酸(%)	棕櫚酸(%)	碘 值
茶籽油	61.5	25.0	16.3	112
菜 油	16.6	14.2	3.7	91
花生油	39.0	40.0	13.5	91
芝麻油	42.7	41.5	8.6	104
豆 油	17.6	61.6	12.5	129
橄欖油	75.4	8.6	13.0	81

下密封儲藏一年，理化性質基本無變化。因此茶葉茶籽油比一般的植物油容易儲存。

茶葉茶籽油呈淺黃色，清澈透明，凝固點 4°C，屬不乾性油，呈涼性，可與其他食用植物油一樣用來炒菜、涼拌菜等，它有一種獨特的茶香，能改善食品的風味。

㈡**茶花的食用** 花卉含有豐富的蛋白質、脂肪、氨基酸、澱粉和礦物質，可調節神經，促進新陳代謝，提高肌體免疫力，起到美容潤膚的作用。因此自古以來，入藥的花卉就有多種。並且花粉、花蜜也一直被作爲高級營養滋補品，經常服用能強身健體、延緩衰老。近幾年來，食花正成爲一種新的飲食潮流。

茶花含水分約 84 %，乾物質爲 16 %。乾物質包括多種營養成分，其中有大量蛋白質，約占 30 %，而且茶籽油含量較高，約占 14 %，還有碳水化合物約 38 %，咖啡鹼約 2 %，氨基酸約 3 %，還有維生素、礦物質類。

日本在古代就有食茶花的做法，在 1764 年出的《料理珍味集》記載著有將茶花切碎與一種類似豆瓣醬的醬料拌勻食用的方法。至今，日本島根縣仍保留著一種喝茶花法，名爲Bote Bote茶，就是將風乾的茶花與綠茶煮成茶湯後，倒到茶碗中打起泡後飲用。

茶花非常適於泡茶，湯色金黃，香氣優雅，味道清口。也可與茶葉一起沖泡。茶花吃起來略帶苦澀味，可用於浸酒、涼拌、煮茶花粥、炒菜、煮湯等。

六、茶葉美容法

茶葉中的許多成分有美容效果（表 3-13）。因此，每天飲茶、食茶是非常有效的美容法。

表 3-13　茶葉中的美容成分

茶葉成分	作用與效果
茶多酚	抗氧化作用，防止色素沉積，除色斑，美白，延緩衰老 抑制脂肪吸收，抗肥胖作用 抑制體癬、濕疹、痱子等皮膚病 抗菌作用，抑制粉刺 消除體臭 緊膚作用
咖啡鹼	利尿作用，促進體內毒素排泄，消除浮腫 有收斂皮膚、緊膚作用，預防皺紋 抑制脂肪吸收，抗肥胖作用
茶皂素	預防皮膚病、粉刺 有表面活性劑作用、清潔皮膚作用
類胡蘿蔔素	抗氧化作用，延緩衰老
纖維素	通便，促進體內毒素排泄，防止便秘引起的粉刺 抑制脂肪吸收，抗肥胖作用
維生素C、維生素E	抗氧化作用，防止色素沉積，除色斑，美白，延緩衰老（許多有美白效果的化粧品中添加有維生素C、維生素E）
維生素B族	維持皮膚、毛髮、指甲的健康生長（維生素B群也被作爲潤髮因子，添加到洗髮水、護髮水中）
維生素F族	維持皮膚、毛髮的健康生長
鋅	維持指甲、毛髮的健康

同時，也可將茶葉用於化妝品中，透過與皮膚的接觸，使茶葉中的美容成分直接被皮膚吸收。已上市的茶葉

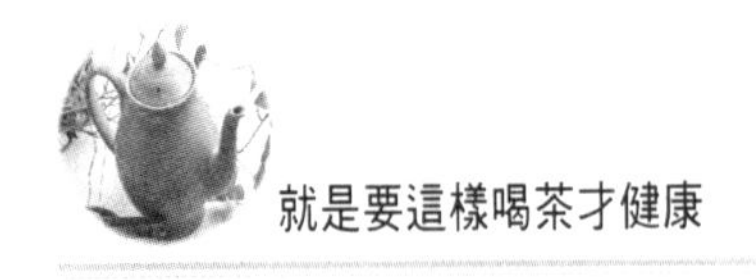

美容品有茶葉洗面乳、茶葉化妝水、茶葉面膜、茶葉增白霜、茶葉防晒露、茶葉洗髮劑、茶葉護髮素、茶葉沐浴劑、茶葉入浴劑等，這些產品利用了茶葉中的天然成分的美容效果，有安全、刺激性小的優點。也可利用手頭的茶葉，進行美容。方法都不複雜，而且很經濟，只要堅持，就可到達預期的效果。

1.**茶水洗臉**　晚上洗臉後，泡一杯茶，將茶水塗到臉上並用手輕輕拍臉，或將蘸了茶水的脫脂棉附在臉上 2～3 分鐘，然後清水洗淨。有時臉上的茶水的顏色不能馬上洗掉，但過一個晚上會自然消除。有除色斑、美白的效果。

2.**茶葉面膜**　做法爲麵粉 1 匙加蛋黃 1 個，拌勻後加綠茶粉 1 匙。洗淨臉後，均勻地抹在臉上，20 分鐘後洗去。也可用紅茶與紅糖泡濃茶，將糖茶水 1 匙與麵粉 1 匙調勻，做面膜 15～20 分鐘後洗去。能消除粉刺，去除油脂，使皮膚變得光滑、白皙。

3.**茶水泡浴、泡足**　泡浴時，將茶葉 20～30g裝入小布袋中，放在浴缸內，進行泡浴。泡足時，將泡好的茶水倒入腳盆中即可。能治療多種皮膚病，還可以去除老化的角質皮膚並且清除油脂，使皮膚光滑細膩。此外還能驅除體

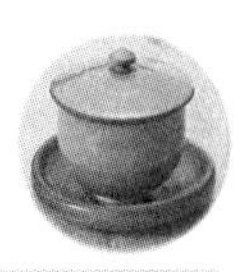

臭，使肌膚帶上清新的茶香。

4.**茶葉美目**　將茶葉沖泡後，略微擠乾，放入紗布袋中。閉上雙眼，將茶袋放在眼睛上，放10～15分鐘。也可用脫脂棉蘸茶水後敷在雙眼上。能消除眼睛的疲勞，改善黑眼圈，還可治療眼部的炎症。

5.**茶葉洗髮、護髮**　中國古代有用茶籽餅粕洗髮的做法。茶籽餅中含有約10％的茶皂素，茶皂素是天然的表面活性劑，起泡性好，洗滌效果好，並且它還有很好的濕潤性。現在已有茶皂素爲原料的洗髮香波，此香波有去頭屑、止癢的功能，並對皮膚無刺激性、無致敏性，洗後頭髮柔順飄逸，清新亮麗。

茶葉也可用來護髮，如洗頭後，將超微茶粉塗在頭皮上，並進行按摩，每日1次。或將茶水塗到頭上，按摩約1分鐘後洗去。能防治脫髮，去頭屑。

6.**茶葉減肥**　用浴鹽按摩時，將茶粉加到浴鹽中混勻後，進行全身按摩。這一方面能去角質化的皮膚，洗淨皮膚表面的油脂，使皮膚變得柔軟光滑，另一方面能促進排汗，有減肥效果。另外，食茶對減肥很有效，例如每日吃1～2 匙茶粉，方法多樣，可與酸奶一起吃，也可沖牛奶喝，或拌飯吃等等，各種形式均可。這不但能減輕體重，還可治療便秘、高血壓等。

七、茶與精神健康

精神健康是人們正常生存的必要保證。隨著社會發展的加速，各種平衡被打破，競爭越來越激烈。尤其是人口密度大、變動因素多的地方和部門，人們的競爭意識越來越強烈，這使人們的心理負擔、思想壓力也日益加強。這種競爭存在於各個階層和各個年齡段。它使許多人脫離了人類本能所必須維持的正常運行規律，使大腦整日處於奔波不息、疲憊不堪的狀態，從而使精神疾患、心理障礙的發病率直線上升。據有關部門統計，全世界有約 4 億人患精神疾病，而在中國精神疾病也已成爲人們疾病負擔的第一位，並且有 1/10 的人有心理問題。這必將導致社會正常構架體系被削弱，社會生產力下降和許多家庭發生不幸。這一嚴重的社會問題已引起了社會學家、教育界及醫學界的極大關注和擔憂，如何解決這一現代社會發展所帶來的副產物及其負面效應是一個重大的社會問題。

從醫學心理學的角度來說，採用轉移注意力和放鬆精神是解決心理問題的有效措施。它的方式有多種多樣。從

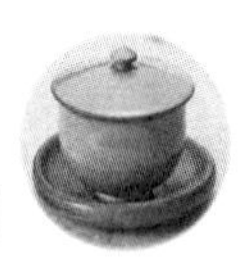

小開始飲茶並進入泡茶、品茶的意境，從「得味」到「得趣」以至於「得道」的過程中，能啓動我們平時休閒得太多的味覺、嗅覺神經系統（圖 3-13），讓它們在日常生活中也經常成爲主導大腦的總統，同時讓那些整日操勞的其他部分的神經系統能暫時從舞台上走下來休息調整。將這一種隨時隨地都可行的修身養性的方式引入我們緊張繁忙的生活中，使其成爲維護我們身心健康的衛士。

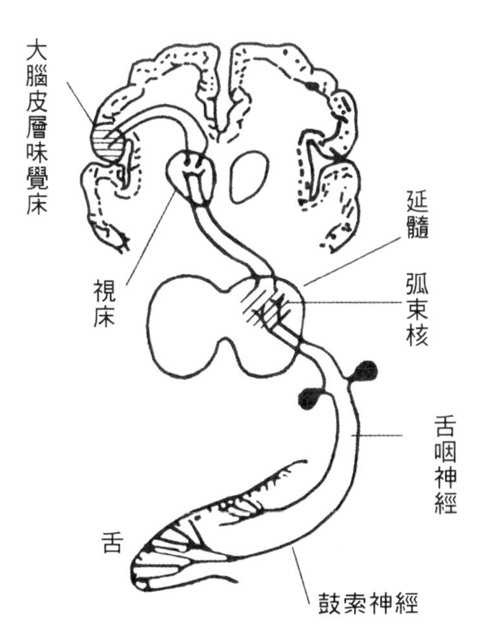

圖 3-13　味覺的神經傳導系統

飲茶對精神的作用，古人就早已體會到。如唐代詩人「玉川子」盧仝在《走筆謝孟諫議寄新茶》一詩中，有膾炙人口的「七碗茶詩」一段：

一碗喉吻潤，兩碗破孤悶。

三碗搜枯腸，惟有文字五千卷。

四碗發輕汗，平生不平事，盡向毛孔散。

五碗肌骨清，六碗通仙靈。

七碗吃不得也，唯覺兩腋習習清風生。

蓬萊山，在何處？

玉川子，乘此清風欲歸去。

這一段被稱爲是全詩精華。詩人飲茶的感受是，茶不只是解渴潤喉之物，從第二碗開始會對精神發生作用；三碗使詩人思維敏捷；四碗之時，生活中的不平，心中的鬱悶，都發散出去；五碗後，渾身爽快；六碗喝下去，有得道通神之感；七碗時更是飄飄欲仙。飲茶時的忘卻煩惱、放鬆精神的作用被淋漓盡致地表達出來。

唐代的劉貞亮認爲茶有「十德」，即「以茶散悶氣，以茶驅腥氣，以茶養生氣，以茶除病氣，以茶利禮仁，以茶表敬德，以茶嘗滋味，以茶養身體，以茶可雅心，以茶

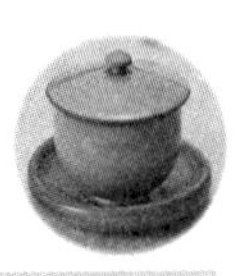

可行道」。飲茶不但可養身健體，它還將道德、文化融於一體，可修身養性、陶冶情操、參憚悟道，達到精神上的享受和思想境界的提高。

近年來，各種飲茶會，如透過泡茶、品茶使少年兒童接受藝術薰陶、氣質培養的少兒茶藝隊，以及人人泡茶、人人奉茶、人人品茶的無我茶會等，已取得歷歷在目的效果，引起了社會的極大關注和認可，被認爲是一種有助於國民身心健康，有利於保持東方傳統美德，特別是有益於兒童及青少年的健康成長的重要舉措，值得提倡。

現在世界上每1～2年就有一次有關茶葉科學、功能的大型國際會議，每年發表的有關茶葉與健康的學術研究論文有100多篇，如1999年104篇，2000年102篇，2001年約110篇。大量的研究不僅使人們認識到越來越多的茶葉的保健功能，而且隨著茶葉的保健作用的研究的發展，茶葉的消費也隨之增長，尤其是綠茶、烏龍茶、普洱茶在世界茶葉消費量中增長顯著。世界茶飲料的年增長率爲17%，許多國家的茶飲料消費已超過位居全球品牌第一的可口可樂飲料。

現在世界人均茶葉年消費量爲 0.49 千克，人均消費量大的前 5 位國家分別爲：愛爾蘭、英國、科威特、土耳其、卡塔爾。中國的人均年消費量的地區差異很大，其中牧區消費量最大，高達5千克，但全國人均消費量僅爲0.38千克（表 3-14）。中國是茶葉的故鄉，又是茶葉生產大國，很有條件更好地利用這一「養生仙藥」，向「茶壽」靠近。

表 3-14　中國各地茶葉人均年消費量（kg）

國家、地區	人均年消費量
中國：牧區	≈5
漁區、礦區	＞0.5
廣東、北京、上海	＞0.38
廣東的潮汕地區	1.6
上海	0.7
全國平均	0.38
愛爾蘭	2.96
英國	2.51
科威特	2.13
土耳其	2.09
世界平均	0.49

八、民間茶療法

「茶療」一詞，是林乾良先生於 1983 年 10 月在全國「茶葉與健康、文化學術研討會」上首次提出的，是將茶作爲單方或偏方而入藥，用於很多疾病預防和臨床治療的

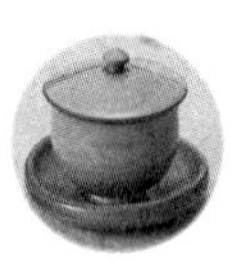

療法。

茶在中醫傳統方面有20種功效如下：令人少寐、安神除煩、明目、益思、下氣、消食、醒酒、去膩減肥、清熱解毒、止渴生津、去痰、治痢、療瘡、利水、通便、祛風解表、益氣力、堅齒、療飢等等；近代研究又證明茶還有降血脂、降血壓、強心、升白細胞、抗癌、抗衰老、抗腫瘤等功效。

因此，經過長期的臨床實踐，我國民間已逐步積累了許多對人體健康有益的實用茶療方。茶療方，又稱茶方，狹義上僅指單用茶作爲疾病預防和治療的方劑；廣義上指在茶以外再添加適量的中草藥單方，如山楂、杜仲、金銀花、羅漢果、菊花等等。然而，在我國許多中草藥單方或複方中，有許多茶，實際上其中並非含茶，但在中藥方劑中仍然稱爲茶方；我們可稱之爲「茶的代用品」，在近代應用的很廣，但在古代亦早有記載：唐《外台秘要》中，即有「代茶新飲方」的記載；宋代，在茶店中出售益脾飲之類；至清代宮廷秘方中，亦屢見不鮮，著名的有菊花、決明子、桑寄生、藿香、夏枯草、胖大海、金銀花、番瀉葉等20餘種，本文不加列入。

下面就將中國民間的一些實用茶療方分別加以歸納如下：

㈠外科治療上的茶療方

1.燙傷時的茶療方

⑴**茶渣、茶油方**

功效：消腫止痛。

用法：將茶渣烤至微焦，研製細末，與茶油混合調成糊狀，塗於患處。

⑵**燙傷濃茶劑**（民間驗方）

功效：消腫止痛，防止感染。

用法：將茶葉適量加水煮成濃汁，快速冷卻。將燙傷肢體浸於茶汁中，或將濃茶葉塗於燙傷部位。

⑶**解毒消腫茶**（《抗生苦海》）

功效：治療各種毒、燒傷、犬咬傷，其效明顯。

用法：將沖泡飲用過的茶葉積存於磁罐內，不斷添入殘茶，存效越久越好。用時，將殘茶敷於患處。

⑷**大黃茶油膏**（民間驗方）

功效：清熱解毒，用於燒傷引起的紅腫、潰爛等症。

用法：茶油、大黃適量。將大黃研細末，加入茶油調

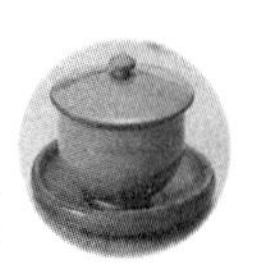

成膏，敷患處。

⑸**絲瓜茶油膏**（民間驗方）

功效：清熱解毒、消腫止痛，用於燙傷、燒傷。

用法：將絲瓜絡適量燒存性研末，加入適量茶油調膏，常敷患處。

2.蜂螫蟲咬時的茶方

⑴**外敷濕茶方**

功效：消炎止痛。

用法：將茶葉加適量水，濕後搗爛敷在蜂螫蟲咬處。

⑵**雄黃濃茶方**

功效：消炎止痛。

用法：將雄黃、枯礬共研末，用濃茶水調勻後塗於患處，可治療蜈蚣咬傷。

⑶**細茶葉**（民間驗方）

功效：用於毛蟲螫傷發作，堅硬如肉痘，也可用於治蜂螫傷，蜈蚣咬傷。

用法：沸水沖泡細茶葉，取其汁洗滌患處，每日數次，連續數日，以癒為度。

⑷**蛇咬傷茶**（民間驗方）

功效：用於蛇咬傷應急輔助治療。

用法：將東風菜根 300 克洗淨，搗爛取其汁，再用濃茶 100 克沖飲，1 次服下。藥渣敷傷口周圍。

3.對炎症的治療

⑴**銀花露茶**（《本草綱目拾遺》）

功效：清熱、消暑、解毒，適用於防治暑癤。

用法：金銀花 500 克，春茶 20 克，加水 100 毫升，浸泡 2 小時，放在蒸鍋內再加適量水進行蒸餾，收集初蒸餾液 1600 毫升，再蒸餾 1 次，收集 800 毫升過濾，分裝滅菌後用。

用法：每日 2 次，每次飲 50 毫升。

⑵**空心茶油膏**（民間驗方）

功效：清熱解毒，用於療瘡等病。

用法：空心茶適量取葉，切碎，置新瓦上燒焦，研末，加入適量茶油攪至油膏狀，患處用茶水洗淨、擦乾，塗油膏，每日 2～3 次。

⑶**艾薑茶**（民間驗方）

功效：消炎殺菌，用於神經性皮炎的治療。

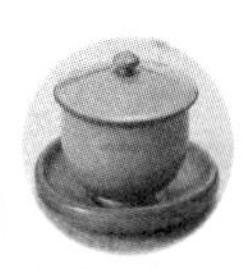

用法：陳茶葉 25 克，艾葉 25 克，老薑 50 克，紫皮大蒜頭 2 個。將大蒜搗碎、老薑切片與茶葉共煮 5 分鐘後加食鹽少許，分 2 天外洗。

⑷**山楂茶**（民間驗方）

功效：抑菌散瘀，用於脂溢性皮炎的治療。

用法：山楂片 25 克、綠茶 2 克入水共煮，沸 5 分鐘，每日 1 劑，分 3 次溫飲。

4.對腮腺炎的治療

苦瓜茶

功效：清暑、解熱、解毒。

用法：取鮮苦瓜一個，截斷去瓤，裝入茶葉，再接合懸掛通風處陰乾。每次取 6 克茶葉沖泡後當茶飲。

㈡內科治療上的茶療方

1.感冒時的茶療方

⑴**薑糖茶**

功效：發汗解表，祛寒止咳，可治療感冒風寒初起的發熱頭痛、鼻塞等症。

用法：綠茶 10 克，生薑 5 片，冰糖 30 克，加清水一碗半，煮沸 5～10 分鐘後熱飲，並蓋被發汗。

⑵**葱豉茶**

功效：發汗解表，適用於感冒寒初起。

用法：葱白 3 根，豆豉 15 克，荆芥 0.3 克，薄荷 3 克，梔子 4.5 克，搗碎的生石膏 30 克，水煎取汁，加茶葉末 10 克，再煮 3 分鐘。代茶飲，每日 1 劑。

⑶**刀豆茶**

功效：疏風散寒，可治療外感風寒所引起的頭痛、頸背惡風畏寒等症。

用法：刀豆根 30 克洗淨，切碎於鍋內，加水適量，煎 15 分鐘，放入紅茶 3 克，代茶飲。

⑷**午時茶**

功效：祛風解表，消積止瀉，可治療風寒感冒，食積吐瀉、腹痛泄瀉等症。

用法：紅茶 1000 克，蒼朮、柴胡、前胡、山楂、連翹、神曲、防風、羌活、陳皮、藿香、白芷、枳實、川芎、甘草各 30 克，厚朴、桔梗、麥芽、紫蘇葉各 45 克，生薑 250 克，麵粉 325 克，生薑搗汁後摻入其餘藥物研末中，加麵粉拌漿製成小塊，每塊乾重 15 克，日服 3 次，每次 1～2 塊，開水沖服。

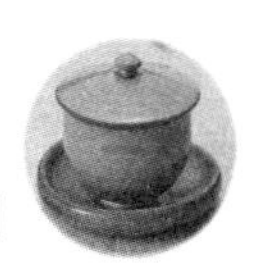

⑸**川芎糖茶**

功效：疏風散熱，可治外感風寒所引起的頭痛，惡風畏寒、舌淡紅、苔薄白、脈浮等症。

用法：綠茶 6 克，川芎 6 克、紅糖適量，清水一碗半煎至一碗，去渣代茶飲用。

⑹**蘇薑茶**

功效：辛溫解表，適用於感冒風寒、惡寒發熱、無汗、肢體酸痛等症。

用法：茶葉、紫蘇葉、羌活各 9 克，研成末，每日一副，沸水沖泡，代茶飲用。

⑺**薄荷茶**

功效：輕清涼散，適用於風熱感冒或頭痛時、咽喉腫痛及疹透不暢等症。

用法：茶葉 10 克，鮮薄荷葉數片，在適量開水中悶 2～3 分鐘後即可飲用。

⑻**桑菊茶**

功效：疏風清熱解表，適用於風熱感冒初起。

用法：綠茶 1 克，桑葉 5～15 克，菊花 15 克，甘草 5 克，共水煎，分 3 劑。日服 1 劑，飯後服用。

⑼甘露茶

功效：解表、消食、和胃，主治一切感冒、頭痛、腹脹及水土不服。

用法：陳茶葉150克，陳皮20克，穀芽60克，神曲100克，山楂、烏藥、厚朴、枳殼各50克，上藥共研末，每服6～10克，加水煎服。

⑽生薑茶

功效：發汗解表，溫肺止咳，對流行性感冒、傷寒、咳嗽頗有療效。

用法：茶葉7克，生薑10片，將去皮的薑片與茶葉一併煮成汁，再加入紅糖15克，飯後飲用。

⑾鹽茶

功效：治感冒咳嗽、火眼牙痛。

用法：茶葉3克，食鹽1克，用開水沖泡7分鐘。

2.咳嗽時的茶療方

(1)柑皮茶

功效：化痰、止咳、健胃。

用法：茶葉2克，柑皮2克，用開水沖泡6分鐘備用。每日飯後飲用1杯。

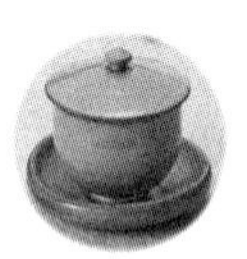

(2)柿餅茶

功效：治咳嗽、多痰、便血症。

用法：柿餅 6 個、冰糖 15 克燉爛後，用 3 克茶葉沖泡的茶汁拌勻，食用。

(3)銀耳茶

功效：滋陰、潤肺，適用於陰虛久咳，發熱等症。

用法：茶葉 5 克，銀耳 20 克，冰糖 20 克。茶沖泡取汁，再將銀耳洗淨後加冰糖燉熟，倒入茶汁，拌勻食用。

(4)三分茶（《本草綱目》）

功效：潤肺止咳，降氣寬腸，適用於各種咳喘症。

用法：茶葉 6 克，蕎麥麵 120 克，蜂蜜 60 克。茶葉碾碎後三味和，每次用量 20 克，沸水沖泡而飲。

(5)久喘桃肉茶（《家用良方》）

功效：潤肺平喘，止咳。適用於久喘、口乾等症。

用法：雨前茶 15 克，胡桃肉 30 克，煉蜜 5 茶匙。將胡桃肉、雨前茶加水共煎，沸 10～15 分鐘後，取汁加入煉蜜，每日 1 劑，溫服。

(6)橘紅茶（民間驗方，王纘叔書）

功效：清熱、治咳嗽多痰。

用法：紅茶 5 克，橘紅 1 片，竹瀝汁 20 毫升。將紅茶、橘紅用開水沖泡，再蒸 20 分鐘加入竹瀝汁，代茶飲。

3.冠心病的茶療法（民間驗方）

(1)茶樹根茶

功效：寧神安心、利尿消腫。適用於風濕性心臟病、心悸、氣短、浮腫等。

用法：10 年以上老茶樹根（愈老愈好）30～60 克，洗淨，切片，加水和適量米酒，置沙鍋內文火煎，取汁於睡前一次服用，每日 1 劑。

(2)湖茶（《本草綱目》）

功效：下氣去積，散瘀止痛，主治長年心絞痛。

用法：龍井茶或紫筍茶 6 克，煎湯（不宜久煎，少沸即止爲好），和醋分次服用。

(3)三根茶（《養生治病茶療方》）

功效：化痰利濕，活血化瘀，行氣止痛。主治冠心病、心絞痛、冠心病合併高血壓等。

用法：老茶樹根 30 克，余甘根，茜草根 15 克，水煎頻飲。每週服 6 天，連服 4 週爲一療程。

(4)丹參茶（《養生治病茶療方》）

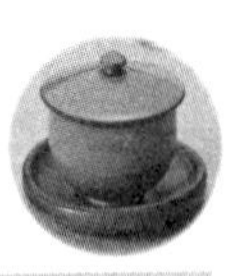

功效：活血祛瘀，止痛除煩。防治冠心病、心絞痛等。

用法：丹參 9 克，綠茶 3 克。將丹參製成粗末，與茶葉以沸水沖泡 10 分鐘，不拘時飲服。

(5)乳香止痛茶（《養生治病茶療方》）

功效：溫經祛寒，理氣止痛。主治心腹冷痛（包括冠心病）。

用法：乳香、茶葉各等分，鹿血適量，共製爲丸。

(6)活血茶（《中國藥茶》）

功效：活血化瘀，降血壓，降血脂及擴張血管等。主治冠心病、高血壓及防治腦血栓形成等。

用法：紅茶、檀香各 5 克，紅茶 1 克，赤砂糖 25 克。煎湯飲服。

(7)冠心方一（《茶酒治百病》）

功效：主治冠心病。

用法：茶樹根、山楂根、玉米鬚和薺菜花各 50 克，煎湯，口服 1 劑。

(8)冠心方二（《茶酒治百病》）

功效：主治冠心病。

用法：紅茶 1 克，蓮心乾品 3 克。將蓮心與茶葉一起放入茶杯內，用沸水沖泡大半杯，立即加蓋，5分鐘後飲。飯後飲服。

(9)山楂益母茶

功效：清熱化痰，活血降脂，主治冠心病、高脂血症。

用法：山楂30克，益母草10克，茶葉5克。用沸水沖沏飲用。

(10)菊花山楂茶

功效：清熱，消食健胃，降脂。主治高血壓、冠心病及高脂血症。

用法：茶葉、菊花、山楂各10克，沸水沖沏，每日1劑。

4.動脈硬化的茶療方

(1)香蕉茶

功效：降火、潤燥、滑腸。主治動脈硬化、冠心病及高血壓。

用法：香蕉50克，茶葉10克，蜂蜜少許。先用沸水1杯沖泡茶葉，然後將香蕉去皮研碎，加蜜調入茶水中頻飲。

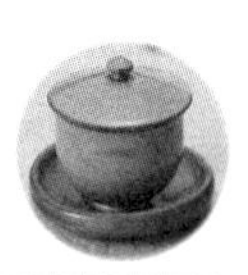

(2)心腦健袋泡茶（《中國藥茶》）

功效：抗凝血、促進纖維蛋白原溶解，防止血小板黏附，降低血漿纖維蛋白原。主治心血管病伴高纖維蛋白原症及動脈硬化。

用法：爲茶葉提取物。袋泡劑，每包250毫克，每次1包，開水沖泡，每日3次。

5.高血壓的茶療方

(1)三寶茶

功效：防治高血壓、高血脂並有減肥之用。

用法：普洱茶6克，菊花6克，羅漢果6克，研末後包成袋泡茶，每袋20克，沸水沖飲。

(2)蓮心茶

功效：治療高血壓。

用法：蓮心乾品3克，綠茶1克，沸水泡飲。

(3)玉米鬚茶

功效：治療高血壓。

用法：茶葉5克，玉米鬚30克，沸水沖泡飲用。

(4)杜仲茶

功效：治療高血壓、心臟病及腰酸痛。

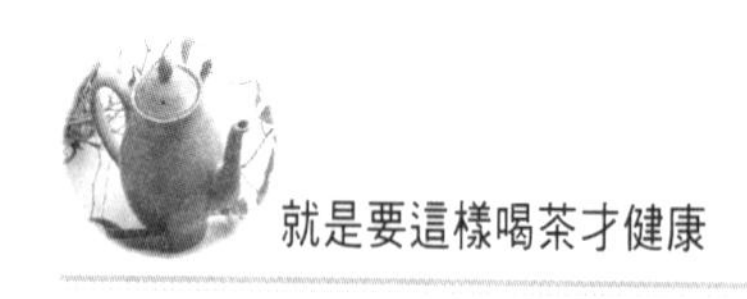

用法：綠茶、杜仲茶等量，研末，包成袋泡茶，每袋6克，沖泡飲用。

(5)活血茶

功效：防治腦血栓形成、高血壓。

用法：綠茶 1 克，紅花 5 克，檀香 5 克，赤砂糖 25 克，水煎服。

(6)荷葉茶（民間驗方）

功效：降壓降脂、明目清腦。

用法：綠茶、乾荷葉等量研末混合，每日隨時用開水沖代茶飲。

6.肺心病的茶療方

(1)粳米糖茶

功效：治療肺心病。

用法：茶葉 10 克用水煮成茶汁，加粳米 50 克，白糖適量，煮稀飯食用。

(2)車前草茶

功效：治療肺心病。

用法：茶樹根 30 克，車前草 30 克，連翹 15 克，水煎服。

(3)茶根酒湯

功效：治療肺心病。

用法：老茶根 39 克，水煎取汁後加黃酒調勻，睡前服。

(4)茶根麻黃湯

功效：治療肺心病。

用法：茶根 30 克，麻黃 6 克，車前草 30 克，連翹 15 克，水煎服。

7.腸道疾病茶療方

(1)濃茶飲

功效：治痢疾。

用法：成人用 50％以上的濃茶煎劑，每次口服 10 毫升，每日 4 次。兒童可用 10％～20％的茶葉煎劑，每次口服 5～10 毫升，每日 4 次。服後 1～3 天，症狀可消除。

(2)綠茶丸

功效：治細菌性痢疾。

用法：茶葉研末，水和爲丸。每次服6克，每日 3 次，連服 7 天爲一個療程。

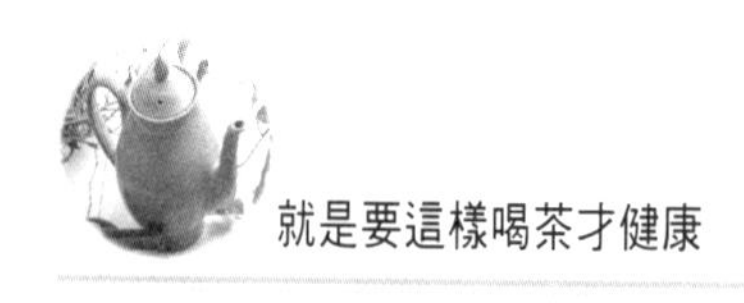

(3)治痢速效茶

功效：除濕熱，止痢疾、化滯。

用法：細茶、檳榔各 9 克。細茶用食鹽同炒，炒後去鹽不用，將茶葉與檳榔加水共煎。每日 1～2 劑，溫服。

(4)胡桃肉茶（錄自《醫方集論》）

功效：治痢化滯，治三陰症。

用法：雨前茶 9 克，胡桃肉 15 克，川芎 15 克，寒冬加胡椒 0.9 克。將以上各味加入茶壺內，以滾水沖泡，趁熱頻頻服用。

(5)治痢茶（《慈惠小編》）

功效：治五色痢。

用法：陳雨前茶、陳年年糕、冰糖、茉莉花等量入沙鍋，共煎湯 1 碗，早、晚各服 1 次。

(6)龍芽茶（《本草綱目》）

功效：：止痢止血，治赤白痢。

用法：陳茶葉、龍牙草等量共煎取汁溫服。

(7)炮薑粳米茶（《本草綱目》）

功效：治療性水瀉不止。

用法：茶葉 15 克，炮薑、食鹽各 3 克，粳米 3 克同炒

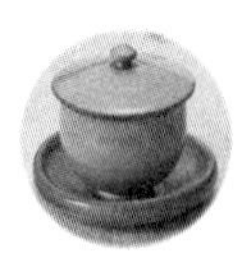

焦黃，再用水煎後飲服。

(8)五倍子茶（《普濟方》）

功效：治便血，包括因生冷不慎，飲食過度，腸胃積熱、酒毒、血痢等造成的便血症。

用法：茶葉 250 克，五倍子 35 個。研爲末，用米酒送服，每次服 6 克，一日 2 次。

(9)黑芝麻大黃茶（民間驗方）

功效：清熱潤腸，順氣異滯。主治便秘。

用法：好茶葉 15 克、黑芝麻和大黃各 60 克，混合，研爲末，開水沖服，每次用 10 克。

8.胃病茶療方

(1)潰療茶（《中醫秘方驗方匯編》）

功效：和中化濕，消症斂潰。適用於胃和十二指腸球部潰症。

用法：茶葉 250 克，白砂糖 250 克，加水適量，煮沸多次，取汁於乾淨器皿中並加蓋，於乾燥處貯藏。經 6 至 12 天後，若色如陳酒，結麵如羅皮，即可服用；若未結麵，則只要經 7 至 14 天後，就可飲用。早、晚各一次，每次 1 調羹，蒸熱服用。

(2)泡薑茶（民間驗方）

功效：暖胃清寒，治慢性胃腸炎。

用法：茶葉 10 克，切碎泡薑 3 克，用沸水沖泡，代茶飲。

(3)三棱鹽糖茶（《串雅補》）

功效：治胃消化不良，積脹等症。

用法：茶葉 15 克，青鹽 3 克，糖塊、三棱、雷丸各 9 克。將後 3 味研末，茶鹽加水煮沸，混合調勻，每次服 9 克。

(4)醋麵茶（《本草綱目》）

功效：治胃脘不適，嘔噦不止。

用法：茶葉、米醋、小麥麵各適量。將小麥麵用醋拌成丸煮熟，茶葉用沸水沖泡，再用茶送服醋麵丸。

9.肝病茶療方

(1)板藍根茶（民間驗方）

功效：清熱解毒，利濕退黃，可用於急性肝炎。

用法：茶葉 15 克，板藍根 30 克，大青葉 30 克。3 味混合水煎取汁，每日 1 劑，分 2 次服用。連服 2 週。

(2)肝炎茶丸（民間驗方）

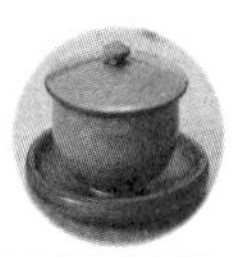

功效：清熱解毒，利濕退黃。用於急性傳染肝炎。

用法：綠茶、蜂蜜適量。將茶葉研末，蜜調為 3 克蜜丸，每天服 3 次，每次服 1 丸，連服 2～3 週。

10.治糖尿病茶方

(1)烏梅茶（民間驗方）

功效：生津、止渴。適用於糖尿病。

用法：綠茶 5 克，烏梅 50 克。2 味共用沸水沖泡 10 分鐘，每日 1 劑，代茶飲。

(2)糯米紅茶（民間驗方）

功效：補中益氣，降低血糖，用於糖尿病。

用法：紅茶 3 克，糯米 100 克。糯米用水煮熟，在湯中再加入紅茶末，分 2 次溫服，每日 1 劑。

(3)絲瓜茶（《千家妙方》）

功效：治糖尿病。

用法：茶葉 5 克，絲瓜 200 克、鹽適量。將絲瓜洗淨切片，加鹽水煮熟，摻入茶葉沖泡，即可飲用。每日 2 次。

(4)薑鹽茶（《偏方大全》）

功效：清熱潤燥，生津止渴。適用於口渴多飲，煩躁、尿多等。

用法：綠茶 6 克，鮮生薑 2 片，食鹽 4.5 克，加水適量，煎湯。每日 1～2 劑，代茶飲。

11.癌症茶療方

(1)綠茶甘草茶（民間驗方）

功效：解熱抗癌，適用各種癌症。

用法：綠茶 2 克，甘草 10 克，將甘草加水 500 毫升，煮沸 5 分鐘後加綠茶。取汁服用。代茶飲，每日 1 劑。

(2)蒲公英茶（民間驗方）

功效：清熱解毒、消痛散結，用於肺癌的輔助治療。

用法：綠茶 3 克，蒲公英 20 克，甘草 5 克，蜂蜜 20 克。將蒲公英、甘草加水煎煮 10 分鐘，加入綠茶蜂蜜飲服。每日 1 劑，分 3 次服。

(3)烏梅抗癌茶（民間驗方）

功效：消炎祛痰，解毒抗癌。適用於鼻咽癌、直腸癌。

用法：烏梅 25 克，甘草 5 克，加水 800 毫升，煮沸 10 分鐘，加入綠茶 2 克再沸 1 分鐘，取汁服用。每日 1 劑，分 3 次飲用。

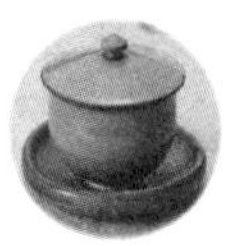

(4)茯苓茶（民間驗方）

功效：健胃、健脾、抗癌。適用於胃癌的輔助治療。

用法：綠茶 2 克，茯苓 10 克，蜂蜜 25 克。將茯苓研成粉，加水 500 毫升，邊煮邊拌，沸後加入綠茶和蜂蜜，取汁服用。每日 1 劑，分 2 次溫服。

(5)獼猴桃茶（民間驗方）

功效：健脾益氣，解毒抗癌。適用於胃癌、食管癌及各種癌腫。

用法：紅茶 3 克，紅棗 25 克，獼猴桃 50～100 克，先將紅棗與獼猴桃加水 1000 毫升，煮沸至約 500 毫升時，加入紅茶，煮沸 1 分鐘即可，每日 1 劑，分 3 次溫服，並食獼猴桃與紅棗。

㈢五官科治療上的茶療方

1.對眼症的治療

(1)菊花龍井方（《偏方大全》）

功效：疏風、清熱、明目。適用於肝火盛引起的赤眼症及羞明怕光等症。

用法：龍井茶 3 克，菊花 10 克，用沸水沖泡 5 分鐘，代茶飲。

(2)草決明茶

功效：明目增視，降壓降脂、通便。適宜於高血壓伴有便秘的老年人服用，久飲能增強視力，降血壓、血脂。

用法：綠茶 2 克，草決明 5 克，沸水沖泡，代茶飲。

(3)蓮花茶（《家用良方》）

功效：清熱瀉火，祛風明目。適用於兩眼赤痛，緊澀羞明，赤眩貧睛，大便秘結等。

用法：茶葉 360 克，黃柏（酒炒）180 克，黃連（酒糖），天花粉、菊花、川芎、薄荷葉、連翹各 30 克，共製粗末，和勻，用濾紙袋包裝（似袋泡茶樣），每袋 6 克。以沸水泡燜 10 分鐘，飲服，每次 1 袋，每日 3 次。

2.對耳疾的治療

(1)耳炎蟬蛻茶（民間驗方）

功效：消炎抑菌，開竅通絡，用於中耳炎。

用法：青茶葉、細辛、荷葉各 25 克，蟬蛻 3 克，麝香 0.3 克，共研細末，蔥頭適量，搗泥，和勻，做小捻，裹布，納於耳內。

(2)黃柏蒼耳茶（民間驗方）

功效：清熱化濕，排膿解毒，通耳竅。適用於中耳炎。

用法：綠茶 3 克，黃柏 9 克，蒼耳子 10 克，共研粗末，沸水沖泡或煎煮均可。每日 1 劑，分 2 次飲服。

(3)天麻耳鳴茶（民間驗方）

功效：適用於耳鳴目眩暈症。

用法：綠茶 1 克，天麻 3～5 克。將天麻切成薄片，乾燥儲存，待用。服用時，用沸水沖泡綠茶和天麻片，加蓋，5 分鐘後熱飲，可重複沖泡，飲用，直到沖淡，棄渣。

3.對鼻病的治療

(1)辛夷茶（民間驗方）

功效：祛風止疼，用於治鼻竇炎。

用法：陳茶葉 5 克，辛夷 22 克，蒼耳子 15 克，白芷 10 克，甘草 4 克，用水煎煮，取汁服。每日 1 劑，分 2 次飲服。

(2)黃柏茶

功效：治療鼻竇炎。

用法：龍井茶 30 克，川黃柏 6 克，研末，少許嗅入鼻內。

(3)茶花末（民間驗方）

功效：主治鼻流血不止。

用法：適量茶花烘乾，研末，吹鼻。

(4)車前蘿根茶

功效：主治鼻流血不止。

用法：鮮白蘿蔔根 50～100 克，鮮車前草 150 克，水煎後加入綠茶 1 克飲服。

4.對口腔病的治療

(1)桂花茶（民間驗方）

功效：消炎祛痛，治牙痛。

用法：茶葉 10 克，桂花 8 克，沸水沖泡，代茶飲。

(2)蜂蜜綠茶方

功效：清熱利咽、潤腸通便，可治療急慢性咽炎。

用法：適量茶葉用沸水沖泡後，取汁，涼後在茶汁中加適量蜂蜜攪勻，每隔半小時用此汁漱喉並咽下。

(3)綠茶合歡飲

功效：清熱降火，清潤咽喉。適用於火熱上炎的咽喉急、慢性炎症，尤宜於屬肺燥火熱上炎的喉炎音啞症。

用法：綠茶、合歡花各 3 克，胖大海 2 枚，冰糖適量，

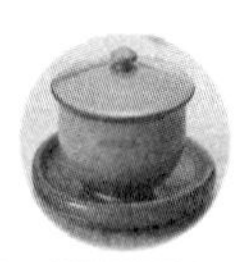

沸水沖泡飲用。

(4)橄欖蜜茶

功效：清熱潤喉，利咽爽音。可治療聲音嘶啞、喉嚨乾病等症狀的慢性喉炎。

用法：橄欖 3 個水煎後加茶 3 克，胖大海 3 枚、蜂蜜一小匙，代茶飲用。

(5)蓮花茶葉方

功效：清熱解毒、生律。適用於慢性咽喉炎，扁桃腺炎等病症。

用法：茶葉、金蓮花各 6 克，沸水沖泡，代茶飲。

(6)橘樸茶

功效：治療慢性咽喉炎。

用法：紅茶、橘絡、厚樸各3克，黨參6克，共研末，沸水沖泡，代茶飲。

(7)菊花茶

功效：治療咽喉炎。

用法：鮮茶葉、鮮菊花各 30 克，搗汁，用涼開水沖和飲服。

(8)羅漢果茶

功效：治療咽喉炎。

用法：綠茶 1 克，羅漢果 20 克，沸水沖泡，代茶飲。

(9)金銀花茶

功效：治療咽喉炎。

用法：茶葉、金銀花各 6 克，沸水沖泡，代茶飲。

(10)蟬蛻茶

功效：治療咽喉炎。

用法：綠茶 12 克，蟬蛻 5 克，沸水沖泡，分次飲用。

(11)濃茶

功效：治療口腔炎。

用法：綠茶沖泡成濃茶，漱口。

(12)五倍子蜜茶

功效：治療口腔潰瘍。

用法：綠茶 1 克，五倍子 10 克，蜂蜜 25 克，將五倍子水煎後加入綠茶、蜂蜜攪勻，飲服。

(13)薄荷甘草茶

功效：治療口臭。

用法：綠茶 1 克，薄荷 15 克，甘草 3 克，水煎後取汁

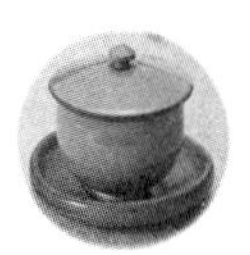

飲服。

(14)芒果糖茶

功效：主治牙齦出血。

用法：綠茶 1 克，芒果皮肉 50 克，白糖 25 克，將芒果皮肉水煎後加入綠茶、白糖，取汁飲服。

㈣兒科治療上的茶療方

1.百日咳茶療方（《茶經、茶道、茶療方》）

(1)花生茶（民間驗方）

功效：潤肺活血，化痰鎮咳，適用於百日咳。

用法：茶葉適量，花米生、西瓜子各 15 克，紅花 1.5 克，冰糖 30 克。將西瓜子搗碎，連同花生米、紅花、冰糖、茶葉加水煮半小時，代茶飲。每日 1 劑，花生米一併食之。

(2)黃豆芽茶（民間驗方）

功效：治小兒百日咳。

用法：陳茶葉 1.5 克，黃豆芽 90 克，生車前草 30 克，用冷水煎熬加冰糖 60 克，再煮三沸，使糖溶化，取汁。1 歲左右每次服 6～12 克，2～5 歲每次服 15 克，6～10 歲每次服 18 克。每日 4 次。

(3)羅漢果茶（民間驗方）

功效：止咳化痰。適用於百日咳、風熱咳嗽。

用法：綠茶1克，羅漢果20克。將羅漢果加水300毫升，煮沸5分鐘後加入綠茶，取汁飲服。每日1劑，分3～5次飲服。

2.嬰幼兒腹瀉茶療方

(1)兒科醋茶（民間驗方）

功效：和胃止瀉，用於幼兒腹瀉。

用法：綠茶1杯（約300毫升），食醋20毫升，二者混合，每次服20毫升，每日3次。

(2)陳皮茶（民間驗方）

功效：適用於小兒消化不良，腹脹腹瀉。

用法：茶葉45克，陳皮15克，用水浸泡1晝夜，以水一碗，煎至半碗。1歲以下，每次服半調羹；1～2歲，每次服一調羹；3～4歲，每次服一調羹半。每日3次。

3.小兒雜症茶療方

(1)紅棗方（民間驗方）

功效：補血養精，健脾和胃。可治小兒夜尿症。

用法：茶葉5克，紅棗10個，白糖10克。將紅棗洗

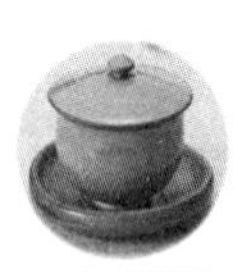

淨，煮爛，放入白糖、茶汁攪勻即可飲用。

(2)鹽蛋茶（民間驗方）

功效：主治小兒夜尿症。

用法：茶葉 8 克，食鹽 3 克，雞蛋 2 只。將茶、蛋共放鍋中煮約 8 分鐘，將蛋殼擊破，加鹽再煮 10～15 分鐘，取蛋去皮食。

(3)陳茶方（民間驗方）

功效：清心、除煩、安神，適用於小兒夜啼。

用法：將適量陳茶（越陳越好）搗爛，捏成小餅，貼於小兒臍上，外用紗布蓋上紮好。

(4)小兒清暑茶（民間驗方）

功效：清熱、祛暑，適用於小兒暑熱症。

用法：茶葉適量，鮮荷葉、苦瓜葉、絲瓜葉各 10 克。共加水煎汁，代茶用。

(5)小兒退燒丹

功效：小兒痲疹等退燒的特效藥，功同犀牛角。可去熱解毒、通便、清涼。

用法：將陳年白茶（以白毫銀針爲佳）加水，適量冰糖隔水燉，每日用 50 克茶葉，服 3 次，3 日即可退高燒。

㈤婦科治療上的茶療方

1.對痛經的治療

(1)月季茶方

功效：活血化淤，治療痛經。

用法：紅茶 1～1.5 克，月季花 3～5 克，紅糖 25 克，水煎飲服，每日 1 劑。

(2)益母茶

功效：治療痛經、功能性子宮出血。

用法：綠茶 1 克，益母草 20 克，沸水沖泡後飲用。

(3)澤蘭茶方

功效：用於原發性痛經的治療。

用法：綠茶 1 克，澤蘭葉（乾品）10 克，沸水沖泡並加蓋 5 分鐘後代茶飲。

(4)茴香茶根方

功效：治療痛經。

用法：茶樹根、凌霄花根、小茴香各 15 克，加黃酒隔水燉後加紅糖適量飲服。

(5)二花調經方

功效：活血化瘀，治療痛經、閉經等。

用法：紅茶 3 克，玫瑰花、月季花各 9 克。共研末，沸水沖泡後飲服。

(6)老薑糖茶方

功效：活血化淤，治療痛經。

用法：紅茶 1 克，紅糖 60 克，老薑 15 克，水煎煮，飲服。

2.對月經過多的治療

(1)黑木耳紅棗茶（《茶經、茶道、茶療方》）

功效：補中益氣，養血調經。適用於月經過多。

用法：茶葉 10 克，黑木耳 30 克，紅棗 20 枚。煎湯服，每日 1 次，連服 7 日。

(2)蓮子茶

功效：治療月經過多。

用法：茶葉 5 克，蓮子 30 克，冰糖 20 克。將蓮子加冰糖燉爛後，用茶汁沖泡食用。

(3)蓮花甘草茶（飲茶與健康）

功效：治療月經過多。

用法：蓮子 15～25 克，甘草 5 克，水煎後加入綠茶 2～3 克飲服。

(4)仙鶴草茶（民間驗方）

功效：止血。適用於崩漏及月經過多。

用法：茶葉6克，仙鶴草60克，薺菜50克，共煎煮，每日1劑，隨時飲用。

3.對妊娠、產後痾疾的治療

(1)妊娠水腫茶（民間驗方）

功效：適用於妊娠水腫。

用法：紅茶10克，紅糖15克。沸水沖泡，早、晚各飲1次，7～20天為一療程。

(2)止嘔簡易方

功效：減輕孕婦噁心、嘔吐等妊娠反應。

用法：發病前，隨意咀嚼乾綠茶。

(3)蘇薑陳皮茶

功效：理氣和胃，降逆安胎。適用於妊娠引起的噁心嘔吐、頭暈厭食或食入即吐等症。

用法：紅茶1克，蘇根6克，陳皮3克，生薑2片。將蘇根、陳皮、生薑煎碎後與紅茶共煮10分鐘。每日1劑，代茶溫服。

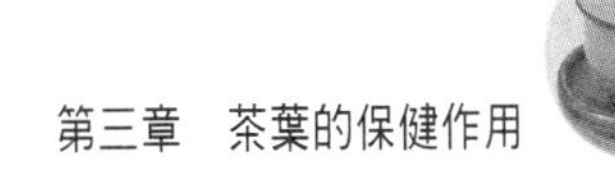

(4)產生止痛方

功效：治療產後腹痛。

用法：綠茶 2 克，山楂片 25 克，用 400 毫升水煎煮 5 分鐘後，分 3 次溫服，每日 1 劑。

(5)益母糖茶

功效：養血止痛，活血化瘀。適用於血瘀型產後腹痛。

用法：茶葉 3 克，益母草 6 克，紅糖 15 克。三味用開水沖泡 15 分鐘，代茶飲。

(6)胡椒糖茶方

功效：溫中、化滯、止痢。適用於產後下痢腹痛。

用法：茶葉 3 克，胡椒 1.5 克，紅糖 15 克。將胡椒研末，與紅糖、炒焦茶葉共用沸水沖泡，當茶飲。

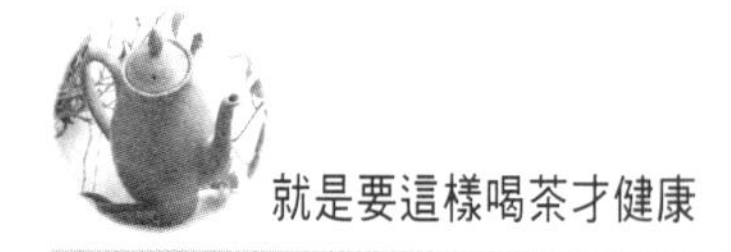

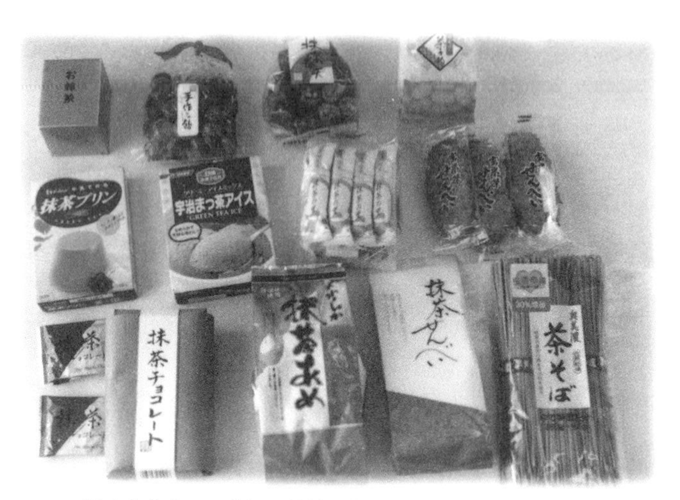

豐富的茶食——茶麵、茶糖、茶巧克力、茶餅、茶果凍等

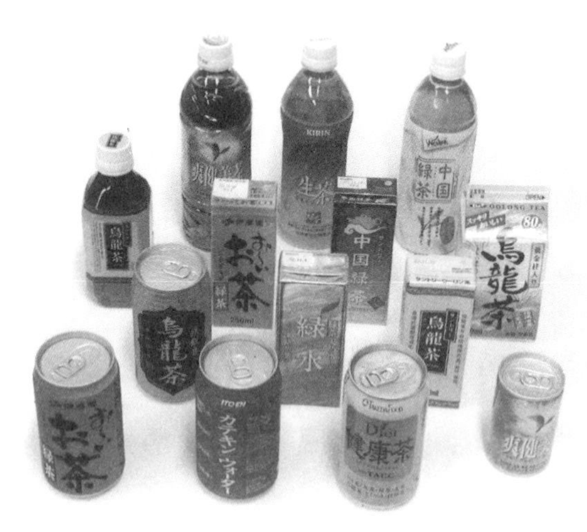

琳琅滿目的茶飲料

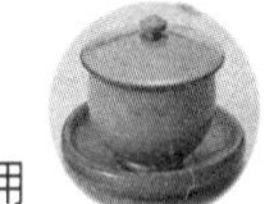

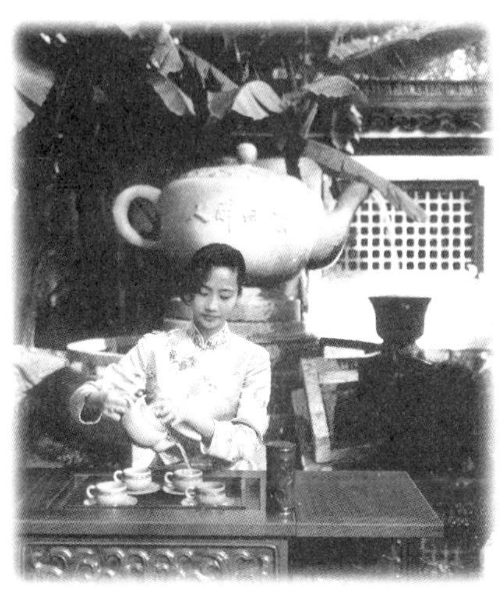

眉、珠茶泡飲法（圖片來源：中國－茶的故鄉）

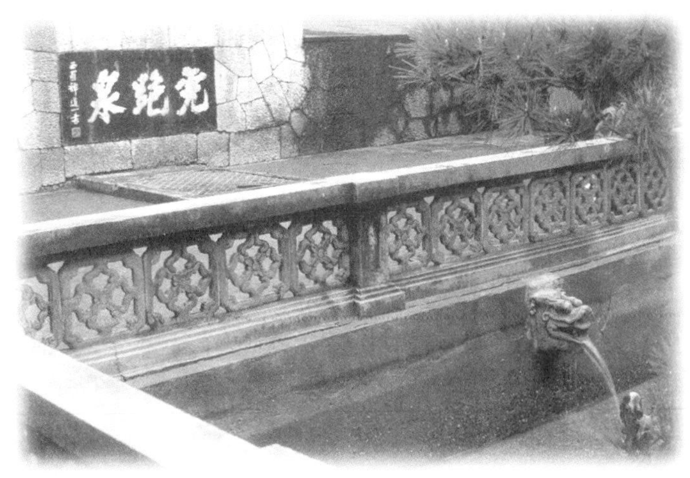

龍井茶「虎跑水」（圖片來源：中國－茶的故鄉）

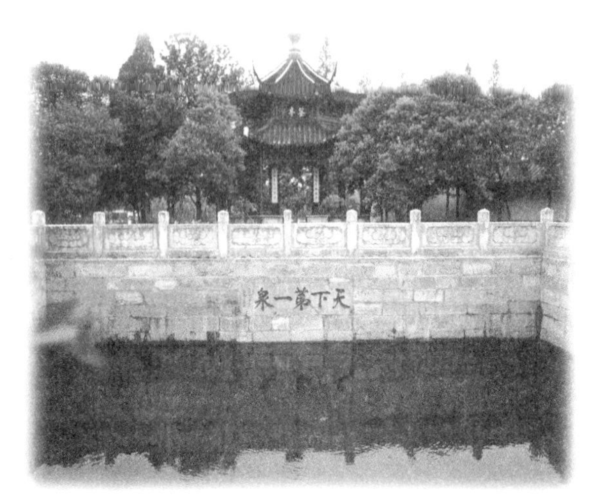

「天下第一泉」（江蘇鎮江）（圖片來源：中國－茶的故鄉）

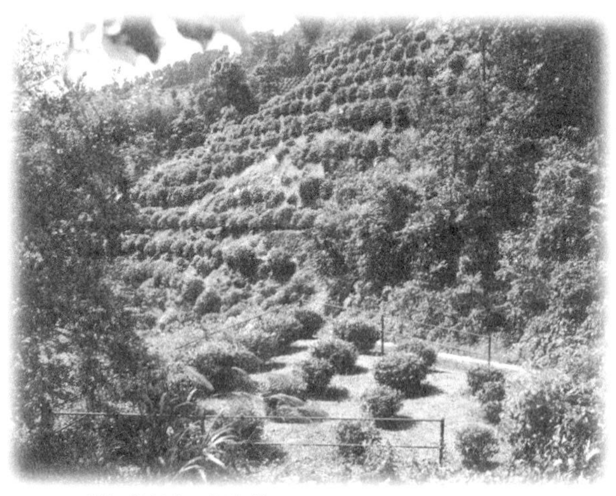

浙江杭州十八棵御茶（圖片來源：中國－茶的故鄉）

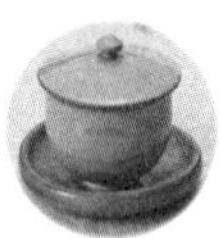

第四章
科學飲茶

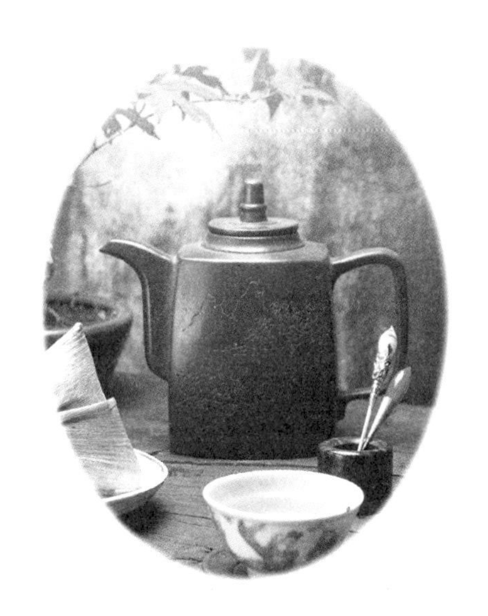

一、茶葉基本知識

茶葉一般是指採摘茶樹上的新梢經加工而成的可供沖泡飲用的飲品。茶樹的新梢由芽、葉和嫩莖組成。隨著新梢的成熟度提高，芽逐漸張開成嫩葉；嫩葉逐漸成熟，嫩莖也隨之伸長成莖梗，直至頂芽形成駐芽，莖梗也停止伸長，而逐漸形成木質化老梗。茶樹鮮葉根據加工方法不同，有紅茶、綠茶、黃茶、白茶、青茶（烏龍茶）和黑茶六大茶類，此六大茶類爲基本茶類。各茶類經過精製加工，又可細分爲紅、綠、黃、白、烏龍等茶的精製茶，以及花茶、緊壓茶、罐裝茶水、速溶茶、袋泡茶等再加工茶。中國茶葉的總分類見圖 4-1。

茶葉加工方法不同，所形成各茶類的品質特徵也不相同。茶葉的品質特徵主要表現在外形和內質兩方面，外形是指茶葉的外觀特徵，即茶葉的造型、色澤、勻整度、勻淨度等直觀能看到的特徵；茶葉的內質是指經沖泡後所表現出的茶葉的香氣、湯色、滋味及茶渣即葉底的形態、色澤等特徵。概括地說茶葉的品質特徵即是茶葉的色、香、味、形。

㈠**綠茶分類及品質特徵**　綠茶爲不發酵茶，基本品質特點爲綠湯、綠葉。綠茶有大宗綠茶和名優綠茶之分。大宗綠茶是指普通的炒青、烘青、晒青、蒸青等綠茶，大多以機械製造，產量較大，品質以中、低檔爲主。大宗綠茶根據鮮葉原料的嫩度不同，由嫩到老，劃分級別，一般設置一至六級六個級別，品質由高到低。

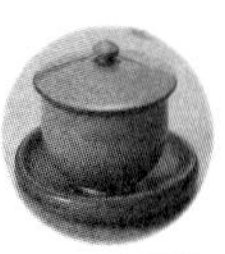

- 中國茶葉
  - 綠茶
    - 炒青
      - 長炒青　眉茶、花茶坯等
      - 扁炒青　龍井、大方等
      - 圓炒青　珠茶
    - 烘青
    - 半烘炒
    - 晒青
    - 蒸青
      - 煎茶
      - 玉露
      - 其他蒸青
  - 紅茶
    - 工夫紅茶　祁門紅茶、雲南滇紅、宜紅、寧紅、湖紅等
    - 紅碎茶
    - 小種紅茶　正山小種
  - 黃茶
    - 黃大茶
    - 黃小茶
    - 黃芽茶
  - 黑茶
    - 湖南黑茶　湖南黑毛茶、湘尖、花磚、茯磚、黑磚等
    - 湖北黑茶　老青茶、青磚茶、米磚茶等
    - 四川邊茶　康磚、金尖、茯磚、方包茶等
    - 廣西黑茶　六堡散茶、簍裝六堡茶
    - 雲南黑茶　緊茶、餅茶、方茶、普洱散茶、普洱沱茶等
  - 白茶
    - 白毫銀針
    - 白牡丹
    - 貢眉、壽眉
  - 烏龍茶
    - 閩北烏龍茶　武夷岩茶、閩北水仙
    - 閩南烏龍茶　安溪鐵觀音、色種、烏龍等
    - 廣東烏龍茶　鳳凰單樅等
    - 台灣烏龍茶　包種茶、紅烏龍等
  - 再加工茶
    - 保健茶
    - 花　茶　茉莉花茶、玉蘭花茶等
    - 速溶茶　速溶紅、綠茶等、罐裝茶水（液體茶）
    - 袋泡茶　袋泡紅茶、綠茶、烏龍茶等

圖 4-1　中國茶葉總分類

1.炒青茶　按乾茶形狀不同，又有長炒青、圓炒青和扁炒青之分。以長炒青的產地最廣、產量最多，主產於浙江、安徽和江西3省。長炒青的品質特徵是：中、高檔茶條索緊結、渾直勻齊、有鋒苗，色澤綠潤；香氣濃高，滋味濃醇，湯色黃綠清澈，葉底葉張柔軟，黃綠明亮。長炒青經精製後稱爲眉茶，主要用於出口銷售。近年來，也有部分產茶省將長炒青精製加工後作爲窨製花茶的原料。

圓炒青也是中國綠茶的主要品種之一，歷史上主要集散地在浙江紹興市平水鎮，因而稱爲「平水珠茶」，毛茶又稱爲平炒青。外形呈圓珠形，高檔茶細圓如珠，緊結重實，色澤墨綠油潤；內質香氣純濃，滋味濃醇，湯色黃綠，葉底芽葉柔軟完整，黃綠明亮。圓炒青經精製後稱爲珠茶，主要出口非洲國家。

扁炒青外形呈扁平形，有龍井茶、大方茶、旗槍茶等。其中龍井茶屬於名優綠茶類，現已列入原產地域保護範圍。旗槍茶原產於浙江省杭州市郊區及富陽、余杭、蕭山等地，後由於市場發生變化，其栽培技術、採摘要求和加工方法不斷提高而逐步歸入浙江龍井茶中。大方茶主要產於安徽歙縣，浙江淳安和臨安也有生產，常用作窨製花茶的原料。其品質特徵是：外形平扁勻齊，挺直肥壯，色

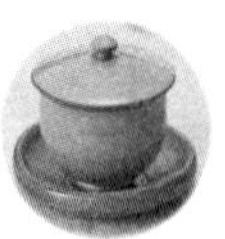

澤黃綠微褐，油潤有光；內質香氣濃烈帶熟栗子香，滋味濃醇爽口，湯色微黃清澈，葉底肥嫩柔軟，黃綠明亮。

2.烘青　產區分布較廣，各主要產茶省均有生產，以福建、浙江、安徽、雲南等省產量較多。烘青茶爲條形茶，比長炒青茶條形稍疏鬆，其品質特徵爲：中、高檔茶外形條索尚緊直，有鋒苗、露毫，色澤深綠油潤；內質香氣清純，滋味鮮醇，湯色黃綠清澈，葉底嫩勻柔軟完整，黃綠明亮。經精製後主要用於窨製花茶。

3.晒青　中南、西南各省、自治區和陝西均有生產，品質以雲南晒青爲佳。晒青毛茶部分精製後以散茶形式供應市場，部分作爲緊壓茶原料。其品質特徵爲：外形條索尚緊結，色澤烏綠欠潤，香氣低悶，常有日晒氣，湯色黃欠亮，滋味濃，葉底黃稍暗，常有紅梗、紅葉。

4.蒸青　蒸青茶是採用蒸汽殺青而製成的綠茶，主要用於外銷日本。高檔茶有「三綠」的品質特點，即乾茶色澤翠綠，湯色清綠，葉底色澤鮮綠；外形條索細緊圓直，芽鋒顯露，香氣似薹菜香，滋味醇和回甘，葉底葉張嫩而柔軟。中、低檔茶條索尚緊略扁，挺直較長，色澤深綠，香氣尚清香，滋味略澀，葉底青綠色。

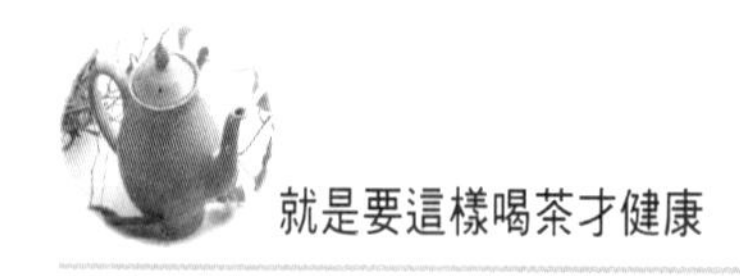

名優綠茶是指造型有特色，色澤鮮活，內質香味獨特，品質優異的綠茶，一般以手工製造，產量相對較小。名優綠茶按其外形造型的特色來分，有扁平形、捲成螺形、雀舌形、蘭花形、瓜子片形、圓珠形、針形、眉形、菊花形、曲條形等等形狀，俗稱名優綠茶的十大造型。下面舉出的是市場上較常見的、具有一定代表性的部分傳統名優綠茶，列出其品質特徵，以供參考。

1.西湖龍井茶　產於杭州市西湖區，現已列入一級原產地域保護範圍。該地域有明確的界定，主要在西湖區東起虎跑、茅家埠，西至楊府廟、龍門坎、何家村，南起社井、浮山，北至老東岳、金魚井，約 168 平方公里範圍內。該產區屬典型的亞熱帶季風氣候，四季分明，氣候溫和，雨量充沛，空氣濕潤，形成了有利於茶樹生長發育的優越生態環境，土壤、植被、熱量、光照、水量等自然條件爲茶樹生長和優異的芽葉自然素質奠定了基礎，是其他龍井茶產區所不能比擬的。

西湖龍井茶的造型獨特，是透過十大基本炒製手法炒製而成，外形扁平光滑，挺直尖削，整齊和諧，色澤嫩綠鮮活光潤，區內不同地域的茶葉又各具特徵。如獅蜂產龍

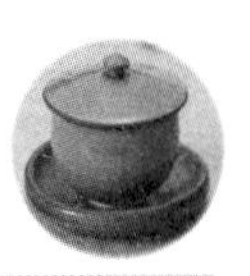

井茶，綠中透嫩黃，俗稱「糙米色」，香氣馥郁鮮爽，滋味鮮醇甘爽，是西湖龍井茶中之極品；梅家塢產龍井茶，色澤顯翠綠，香氣清香鮮爽，滋味鮮醇回甘。非西湖產區龍井茶，雖外形形狀也可做到扁平光滑，挺直尖削，但香氣常爲嫩香型，有些甚至帶高火氣味，口感缺少甘甜鮮爽的滋味，較普遍的是濃而略澀，有的還有粗青味。

2.洞庭碧螺春茶　產於江蘇吳縣洞庭東、西山，因山上遍植花果樹，茶樹間種在花果樹下，一年四季花香、果香彌漫。樹下有濃蔭蔽日，地下茶樹與花果樹的根系交錯，山的周圍又有太湖環繞，正是這一特殊的產地生態環境，加上精湛的加工工藝形成了洞庭碧螺春茶優異的品質特徵。其外形特徵，當地茶農形容爲「滿身毛、銅絲條、蜜蜂腿」。

(1)滿身毛：就是碧螺春乾茶由白毫遮掩，審評上稱爲茸毛披覆或茸毛密布，茸毛緊貼茶葉，按照遮掩程度即茸毛密布的程度區分碧螺春茶的優次。

(2)銅絲條：是指碧螺春茶條索細緊重實，沖泡時迅速下沉，不浮在水面，審評上稱爲纖細，是碧螺春茶芽葉細嫩的標誌之一，按照其細緊程度來區分碧螺春茶的老嫩和

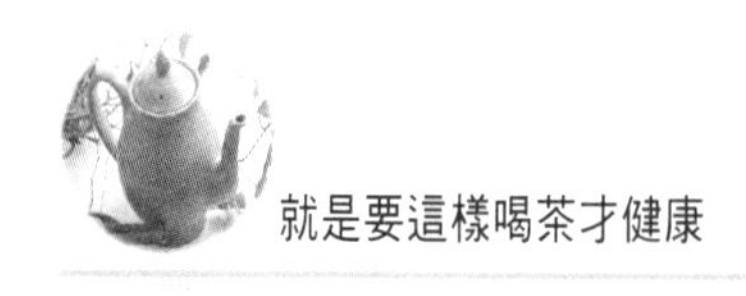

好壞。

(3)蜜蜂腿：是指碧螺春茶的形態像蜜蜂的腳，審評時形容碧螺春的條形為捲曲呈螺，實際上碧螺春的形狀是茶條經揉捻緊後，搓團時使條索圈捲曲，並非真的像螺旋形那樣的捲曲，而是像蜜蜂腿那樣的形態特徵，這也是區分真假碧螺春茶和加工技術好壞的重要特徵之一。

碧螺春茶的外形色澤銀綠隱翠，是指在白色茸毛的襯托下，茶葉的綠色給人以鮮活光潤，賞心悅目的感覺。

碧螺春茶的內質特徵通常形容為「一嫩三鮮」。

「一嫩」是芽葉特別細嫩，每500克碧螺春茶含嫩芽5萬～6萬個，芽大葉小，芽葉尚未展開。

「三鮮」是指色鮮艷，香鮮濃，味鮮醇。

色鮮艷是指碧螺春茶不但外形色澤銀綠隱翠，光彩奪目，而且茶湯碧玉清澈，鮮艷耀人，葉底嫩綠亮麗。

香鮮濃是指碧螺春茶的香氣，在清清的茶香中透著那濃郁的花果香，使人迷戀和陶醉。

味鮮醇是指在碧螺春茶的鮮爽茶味之中，另有一種甜蜜的果味，使人百飲不厭，回味無窮。

3.**黃山毛峰茶**　產於安徽黃山市徽州區、黃山區、歙

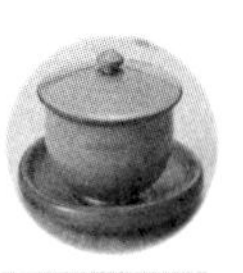

縣、黟縣等地。該地區山高林密，溪澗遍布，氣候溫和，雨量充沛，土壤深厚肥沃，生態環境優越，是形成黃山毛峰茶優異品質的基礎。其形狀色澤特徵爲：高檔茶外形芽多且肥壯，呈全芽或一芽一二葉爲主，色澤嫩黃綠帶金黃片（即帶過冬的魚葉）；中檔茶以一芽二三葉爲主，芽葉較肥壯，色澤黃綠尙潤，略有金黃片；低檔茶以較細瘦的一芽三葉爲主，芽與葉之間的距離拉長，色澤呈青綠或深綠色。香氣滋味徵特爲：高檔茶清香鮮爽帶花香，滋味醇厚回甘；中檔茶香氣清香或尙鮮爽，滋味醇和；低檔茶香氣純正無粗氣，滋味尙醇無粗澀味。葉底：高檔茶芽葉肥嫩，勻齊，色澤嫩綠明亮；中檔茶芽葉尙肥嫩，嫩單張稍多；低檔茶芽少葉多，葉張尙柔軟，色澤稍帶青綠色。

4.信陽毛尖茶　產於河南省大別山區的信陽縣，茶園主要分布在車雲山、集雲山、天雲山、震雷山、黑龍潭等群山峽谷之間。該地區山勢高峻、群峰疊翠，又有豫南第一泉「黑龍潭」和「白龍潭」濺花飛霧其中，生態環境得天獨厚。高檔信陽毛尖茶以一芽一葉或一芽二葉初展爲原料，中檔茶以一芽二三葉爲原料，經精心炒製後形成其外形條索細、緊、圓、直、光，色澤嫩綠隱翠，白毫顯露，

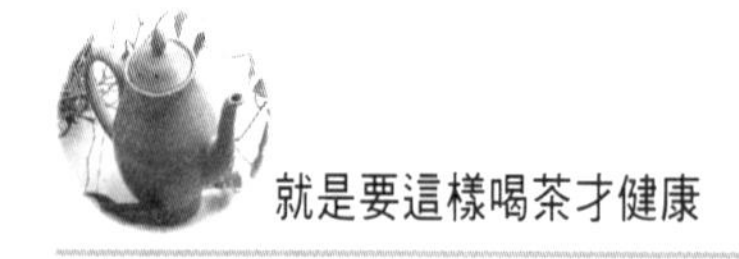

香氣清高帶熟栗子香，滋味濃厚耐泡，湯色嫩綠明亮，葉底細嫩綠亮的品質特徵。

5.六安瓜片　產於六安、金寨、霍山3縣。以原產地齊頭山一帶所產「齊山名片」品質最佳。六安瓜片的採摘，與其他名優綠茶「越嫩越好」的要求不同，它的採摘標準是以對夾二三葉和一芽二三葉爲主，採回的鮮葉經及時扳片，即將嫩葉、老葉扳下後，用竹絲帚炒製，炒時採用邊炒邊拍的手法，使葉子逐漸成爲片狀，最後用烘籠烘乾。其品質特徵爲形似瓜子片，葉緣微翹，不含芽尖、茶梗，色澤翠綠帶寶光色；內質香氣清香高爽，湯色碧綠清澈，滋味鮮醇回甘，葉底葉張厚軟，嫩綠明亮。

㈡紅茶分類及品質特徵　紅茶根據加工方法的不同，分爲工夫紅茶、紅碎茶、小種紅茶 3 種。工夫紅茶是條形紅毛茶經多道工序，精工細做而成，因頗花工夫，故得此名。紅碎茶是透過揉切工序，邊揉邊切，將茶條切細成爲顆粒狀。小種紅茶條粗而壯實，因加工過程中有燻煙工序，形成其特有的松煙香味。

1.小種紅茶　根據產地不同，品質稍有差異，有正山小種、坦洋小種和政和小種，以正山小種品質最好。正山小種產於崇安縣星村鄉桐木關一帶，又稱「桐木關小種」或「星村小種」，其外形條索肥實，色澤烏黑油潤有光，湯色鮮艷濃厚，呈深金黃色，香氣純正高長，帶松煙香，滋味醇厚類似桂圓湯味，葉底厚實，呈古銅色。

2.**工夫紅茶**　中國工夫紅茶根據產地分有雲南的滇紅，安徽的祁紅，湖北的宜紅，江西的寧紅，四川的川紅，浙江的浙紅（也稱越紅），湖南的湖紅，廣東（海南）的粵紅，福建的閩紅等等，按茶樹品種分有大葉工夫和小葉工夫。其中品質優良，較有代表性的工夫紅茶為大葉種的滇紅和小葉種的祁紅。

(1)滇紅：產於雲南省的勐海、鳳慶、臨滄、雲縣等自治縣，品種為雲南大葉種，根據鮮葉的嫩勻度不同，一般分為特級，一至五級。其中高檔滇紅外形條肥壯重實，顯鋒苗，色澤烏潤顯毫，香氣嫩香濃郁，有特殊的地域香，滋味鮮濃醇，收斂性強，湯色紅艷，葉底肥厚柔嫩，色紅艷；中檔茶外形條索肥嫩緊實，尚烏潤有金毫，香氣濃純，類似桂圓香或焦糖香，滋味醇厚，湯色紅亮，葉底尚嫩勻，紅勻尚亮；低檔茶條索粗壯尚緊，色澤烏黑稍泛棕，香氣純正，滋味平和，湯色紅尚亮，葉底稍粗硬，紅稍暗。

(2)祁紅：主產安徽省祁門縣，品種以小葉種中的楮葉種爲主，按鮮葉原料的嫩勻度分爲特級，一級至五級。其中高檔祁紅外形條索細緊挺秀，色澤烏潤有毫，香氣鮮嫩甜，帶蜜糖香，滋味鮮醇嫩甜，湯色紅艷，葉底柔嫩有芽，紅勻明亮；中檔茶葉索緊細，色澤烏尙潤，香氣尙鮮濃，滋味醇和，湯色紅亮，葉底嫩勻，紅勻尙亮；低檔茶條索尙緊細，色澤烏欠潤，香氣純正，滋味尙醇，葉底尙勻，尙紅稍暗。

3.紅碎茶　中國紅碎茶根據產地及茶樹品種不同，可分爲四套紅碎茶標準，每套紅碎茶標準都設有實物標準樣。其中第一套樣適用於雲南大葉種地區，第二套樣適用於廣東、海南、廣西等引種大葉種地區，第三套樣適用於四川、貴州、湖北、湖南部分地區及福建等省的中、小葉種地區，第四套樣適用於浙江、湖南部分地區和江蘇等省的小葉種地區。其中品種不同紅碎茶品質有較大差異；花色規格不同，其外形形狀、顆粒重實度及內質香味品質都有差別。

(1)不同品種紅碎茶品質特徵：

大葉種紅碎茶（碎茶類）：顆粒緊結重實、有金毫，色烏潤或烏泛棕；香氣高銳，湯色紅艷，滋味濃強鮮爽，葉底嫩勻厚實，紅明亮。

中、小葉種紅碎茶（碎茶類）：顆粒緊捲，色烏潤或棕褐；香氣高鮮，湯色紅亮，滋味鮮爽，尚濃欠強，葉底紅勻明亮。

(2)不同花色大葉種紅碎茶品質特徵：

葉茶：第一、二、三套樣都設有葉茶花色，第四套樣已不設葉茶花色。葉茶外形呈細條形，緊捲勻直，不含碎、片、末茶，色澤烏潤；香氣鮮爽，湯色紅艷，滋味濃強，葉底嫩勻紅亮。

碎茶：顆粒形，色澤烏潤或泛棕；香氣鮮爽，滋味濃強，湯色紅艷，葉底嫩勻紅亮。

片茶：皺褶片或木耳片形，色烏褐；香氣尚純，滋味尚濃，湯色尚紅亮，葉底紅勻尚明。

末茶：砂粒狀，價格一般高於片茶，色澤烏黑或灰褐；香氣純正，滋味濃強，湯色紅深尚明，葉底紅勻尚亮。

㈢**黃茶分類及品質特徵**　黃茶的初製工序與綠茶基本

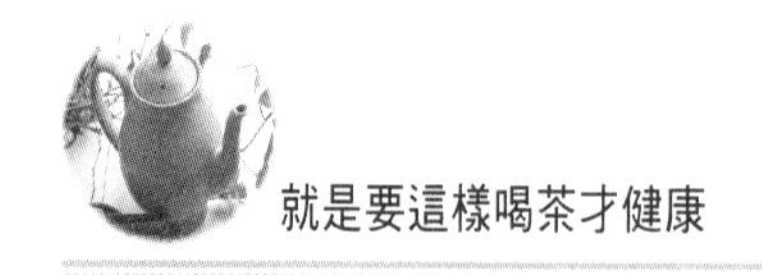

相同，只是在乾燥前後增加一道「悶黃」工序，形成黃茶、黃湯、黃葉，香氣清純，滋味醇和的品質特點。黃茶按鮮葉老嫩的不同，有芽茶、葉茶之分，可分爲黃芽茶、黃小茶和黃大茶三種。

1.**黃芽茶**　可分爲銀針和黃芽兩種，銀針主要是君山銀針，黃芽主要有蒙頂黃芽、霍山黃芽等。

(1)君山銀針：產於湖南省岳陽洞庭湖的君山。君山銀針全部用未開展的肥嫩芽尖製成，製造工藝精細，製法特點是在初烘、複烘前後進行攤涼和初包、複包工序，形成其外形芽實肥壯，滿披茸毛，色澤金黃光亮；內質香氣清鮮，湯色淺黃明淨，滋味甜爽，葉底全芽，嫩黃明亮的品質特徵。沖泡在玻璃杯中，芽尖沖向水面，懸空豎立，繼而徐徐下沉，部分壯芽可三上三下，最後立於杯底。按茶芽的肥壯程度一般分爲極品、特級和一級。極品銀針茶芽豎立率大於或等於 90 %，特級豎立率大於或等於 80 %，一般豎立率大於或等於 70 %。

(2)蒙頂黃芽：產於四川省名山縣蒙山。蒙山有五頂，又稱五峰，蒙頂山區氣候溫和，雨多、雲霧多，生態環境優越，利於茶樹有效物質的積累。蒙頂黃芽鮮葉採摘爲一

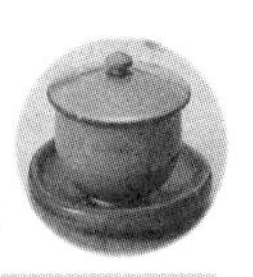

芽一葉初展，初製時在殺青後進行初包、複炒後進行複包等工序，形成其外形芽葉整齊，形狀扁直，肥嫩多毫，色澤金黃；內質香氣甜香濃郁，湯色嫩黃明亮，滋味醇和回甘，葉底全芽，嫩黃明亮。

(3)霍山黃芽：產於安徽霍山縣。鮮葉採摘標準爲一芽一葉、一芽二葉初展，初製分炒茶（殺青和做形）、初烘和攤放，複烘和攤放、足烘等工序。每次攤放時間較長，約一二天，黃芽的品質特徵是在攤放過程中形成的。黃芽的外形芽葉細嫩多毫，色澤嫩黃綠；內質湯色黃綠帶金黃圈，香氣清高，帶熟板栗香，滋味醇厚回甘，葉底芽葉成朵，嫩勻黃亮。

2.**黃小茶**　黃小茶的鮮葉採摘標準爲一芽一二葉或一芽二三葉。有湖南的北港毛尖和溈山毛尖，浙江的平陽毛尖，皖西的黃小茶等。

(1)北港毛尖：產於湖南省岳陽北港，鮮葉採摘標準爲一芽二三葉。品質特點是外形條索緊結、重實、捲曲，白毫顯露，色澤金黃；內質湯色杏黃清澈，香氣清高，滋味醇厚，耐沖泡，三四次尚有餘味。

(2)溈山毛尖：產於湖南省寧鄉縣的溈山。品質特徵是

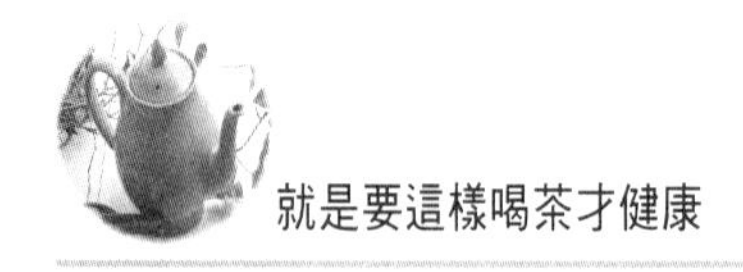

外形葉邊微捲，金毫顯露，色澤黃亮油潤；內質湯色橙黃明亮，有濃厚的松煙香，滋味甜醇爽口，葉底芽葉肥厚黃亮。形成溈山毛尖品質特徵的主要關鍵是在初製時經過「悶黃」和「煙薰」兩道工序。

3.**黃大茶**　黃大茶的鮮葉採摘標準爲一芽三四葉或一芽四五葉。產量較多，主要有安徽霍山黃大茶和廣東大葉青茶。

(1)霍山黃大茶：鮮葉採摘標準爲一芽四五葉。初製爲炒茶與揉捻，初烘、堆積、烘焙等工序。堆積時間較長（5～7天）。烘焙火功較足，下烘後趁熱踩簍包裝，是形成霍山黃大茶品質特徵的主要原因。霍山黃大茶外形葉大梗長，梗葉相連，形似魚鉤，色澤油潤，有自然的金黃色；內質湯色深黃明亮，有突出的高爽焦香，似鍋巴香，滋味濃厚，葉底色黃，耐沖泡。

(2)廣東大葉青：以大葉種茶樹的鮮葉爲原料，採摘標準一芽三四葉。初製爲萎凋、殺青、揉捻、悶堆、乾燥等工序，其中悶堆是形成大葉青茶品質特徵的主要工序。廣東大葉青外形條索肥壯捲曲，身骨重實，顯毫，色澤青潤帶黃（或青褐色）；內質香氣純正，滋味濃醇回甘，湯色深黃明亮（或橙黃色），葉底淺黃色，芽葉完整。

㈣**烏龍茶分類及品質特徵**　按產地不同分爲福建烏龍茶、廣東烏龍茶和台灣烏龍茶。

1.福建烏龍茶　福建烏龍茶按做青（發醇）程度及揉捻方法不同，分爲閩北烏龍茶和閩南烏龍茶兩大類。閩北烏龍茶做青時發酵程度較重，揉捻時無包揉工序，因而條索爲壯結挺直，或葉端扭曲形，乾茶色澤較烏潤，香氣爲熟香型，湯色橙黃明亮或橙紅，葉底三紅七綠，紅鑲邊明顯。閩南烏龍茶做青時發酵程度較輕，揉捻較重，乾燥過程間有包揉工序，形成外形捲曲呈圓結顆粒形，乾茶色澤較砂綠潤，香氣爲清香細長型，葉底綠葉紅點或紅鑲邊。閩北烏龍茶根據品種和產地不同，有閩北水仙、閩北烏龍、武夷水仙、武夷肉桂、武夷奇種、品種（烏龍、梅占、觀音、雪梨、奇蘭、佛手等）、普通名樅（金柳條、金鎖匙、千里香、鐵羅漢、不知春等）、名岩名樅（大紅袍、白雞冠、水金龜、半天妖等）。以武夷山上的武夷岩茶品質最佳，香味具有特殊的「岩韻」。閩南烏龍茶根據品種不同有安溪鐵觀音、色種、永春佛手、閩南水仙、平和白芽奇蘭、烏龍、韶安八仙茶、福建單樅等。除安溪鐵觀音外，毛蟹、本山、大葉烏龍、黃金桂、梅占、奇蘭等品種統稱爲色種。

(1)閩北烏龍茶：

大紅袍：條索緊結、壯實、稍扭曲，色澤帶寶光色或油潤，勻整，香氣銳、濃長或幽、清遠，滋味岩韻明顯、醇厚、回味甘爽、杯底有餘香，湯色清澈艷麗，呈深橙黃色，葉底較亮勻齊，紅邊或帶硃砂色。

武夷名樅：條索緊結、壯實，色澤較帶寶光色或油潤，勻整，香氣較銳、濃長或幽、清遠，滋味岩韻顯、醇厚、回甘快，杯底有餘香，湯色清澈艷麗、呈深橙黃色，葉底葉片軟亮勻齊，紅邊或帶硃砂色。

武夷岩水仙：條索肥壯緊結，葉端稍扭曲，主脈寬、黃、扁，色澤綠褐油潤或灰褐油潤勻帶寶光色，葉背砂綠明顯，香氣濃郁清長似蘭花香，滋味醇厚鮮爽回甘，岩韻顯，湯色橙紅，濃艷清澈，葉底肥軟黃亮，綠葉紅鑲邊。

武夷肉桂：條索壯結，葉端稍扭曲，色澤青褐泛黃帶砂綠，香氣馥郁或濃郁清長辛銳帶有桂皮味或薑味，滋味醇厚甘潤岩韻顯，湯色橙黃清澈，或金黃清澈，葉底黃亮、柔軟、綠葉紅鑲邊。

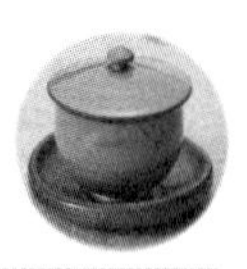

武夷奇種：條索緊結，葉端稍扭曲，色澤鐵青帶褐較油潤，香氣清而細長，滋味醇厚甘爽，岩韻顯，湯色橙黃清澈，葉底柔軟，綠葉紅鑲邊。

閩北水仙：條索壯結沈重，葉端扭曲，主脈寬、黃、扁，色澤油潤間帶砂綠蜜黃，香氣濃郁（有的馥郁），似蘭花香，滋味醇厚回甘，品種特徵明顯，湯色橙黃，葉底肥軟黃亮，紅邊鮮艷。

閩北烏龍：條索緊細較重實，葉端扭曲，色澤烏潤，香氣清、細長，滋味醇厚較爽，品種特徵明顯，湯色橙黃，葉底柔軟勻整，綠葉紅邊。

(2)閩南烏龍茶：

鐵觀音品種爲安溪縣地方良種也是安溪縣的當家品種。在安溪，有本山、大葉烏龍、奇蘭（以竹葉奇蘭爲例）這三個常見品種容易和鐵觀音相混淆。

鐵觀音：條索肥壯，圓結，緊捲，沉重，梗壯如鼓槌，葉柄寬肥，葉面大多葉背稍捲，色澤油潤砂綠明顯，香氣濃郁持久或馥郁持久，花香顯，滋味醇厚鮮爽回甘音韻顯，湯色金黃清澈，葉底肥厚、軟亮紅邊鮮明，葉面光滑隆起，漂看葉底時葉面似帶有「綢緞面」現象，葉尖略鈍並有小缺口。

本山：條索肥壯結實略沉重，枝條細，有明顯的節間，似小竹枝，色澤烏潤砂綠較細，香氣濃郁高長或馥郁高長，花香顯，略似觀音品種香，滋味醇厚鮮爽回甘，湯色金黃或橙黃，葉底柔軟黃綠，紅邊明，葉張稍長稍綠，橢圓形，主脈較細並稍顯白色。

大葉烏龍：條索肥壯，結實，沉重，枝梗長壯，葉長肥厚橢圓形或倒卵形，葉蒂稍粗大，色澤烏綠稍潤，砂綠較粗，香氣清純高長，花香顯，滋味濃厚或略甘鮮，湯色淡黃或金黃，葉底肥厚軟亮，紅邊較顯。

竹葉奇蘭：條索較細結稍沉重，色澤砂綠細沉不很明顯，香氣高長花香顯，初製工藝掌握好的香氣清高銳長，滋味清醇或較醇厚、鮮爽，湯色淺金黃或橙黃，葉底較軟亮，紅邊明，葉脈較浮似帶白色，葉張長橢圓形。

毛蟹：條索緊捲結實略沉重，白芽毫顯露，色澤烏潤砂綠較細，香氣清爽高長帶鮮甜味，滋味清純微厚，品種特徵明顯，湯色清黃或金黃，葉底黃綠，柔軟、紅邊較顯。

黃金桂：條索細長尚捲曲，色澤黃綠或赤黃綠，香氣

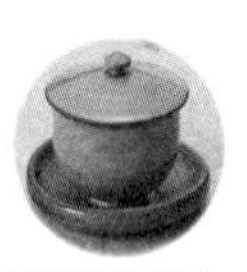

高強似水蜜桃或梨子香，滋味清醇細長鮮爽，品種特徵明顯，湯色清黃或金黃，葉底黃綠，紅邊尚鮮紅。

梅占：條索肥壯捲曲，色澤烏綠稍潤，香氣較濃、粗，滋味濃厚久醇和，品種特徵顯，湯色橙黃，葉底葉張稍硬挺，紅邊較顯。

閩南水仙：條索緊結捲曲，色澤砂綠蜜黃，香氣濃郁似蘭花香，滋味醇厚爽口品種特徵顯，湯色金黃，葉底黃亮、主脈寬、黃、扁、紅邊明。

永春佛手：條索肥壯捲曲較重實，色澤烏潤砂綠或烏綠潤，稍帶光澤，香氣濃郁清長似香櫞香，滋味醇厚回甘品種特徵顯，湯色橙黃，葉底肥厚紅邊顯。

平種白芽奇蘭：條索緊結勻整或捲曲勻整，色澤油潤青褐略間帶蜜黃，香氣清高持長或清高銳長，滋味醇爽或純爽，品種特徵顯，湯色金黃或深金黃，葉底黃亮，紅邊明。

福建單樅：條索緊結稍壯實或捲曲稍重實，色澤烏砂綠黃潤似鱔魚皮色，或黃潤間帶砂綠香氣濃郁帶蜜糖香，滋味濃厚回甘微苦，湯色橙黃或金黃，葉底黃亮、勻齊、紅邊顯。

2.**廣東烏龍茶**　廣東烏龍茶茶樹品種以當地鳳凰水仙爲主，引進的品種主要有奇蘭、八仙、黃旦、福建水仙以及小葉烏龍等。在鳳凰水仙群體中分離出來的單樅，有「嶺頭單樅」和「鳳凰單樅」兩類：嶺頭單樅——爲育成的新品種，栽培面積最大；鳳凰單樅——由十多個無性系組成，主要有「黃枝香」、「八仙過海」、「芝蘭香」、「玉蘭香」、「大烏葉」等。還有一些老樅茶樹，稱爲「老樅茶」，如宋種、老八仙。單樅類品種的葉片顏色有黃綠（大白葉）、深綠（大烏葉）兩個類型，葉形大、葉肉較厚，富含多酚類物質、發酵快。與福建品種比較，種性差別較大，因而形成單樅茶的特有品質。

嶺頭單樅：主產於饒平、潮安、興寧、蕉嶺，少量產於大埔、五華、揭西等縣。外形條索緊結挺直，色澤黃褐油潤；內質香氣有自然花香，滋味醇爽回甘，蜜味顯現，湯色橙黃明亮，葉底黃腹朱邊柔亮。

鳳凰單樅：主產於潮州市潮安縣的名茶之鄉鳳凰鎮鳳凰山區，少量產於饒平、豐順。是從鳳凰水仙群體品種中篩選出來的優異單株，品質優於鳳凰水仙。其初製加工工藝接近閩北製法，外形也爲直條形，緊結壯直重實，色澤

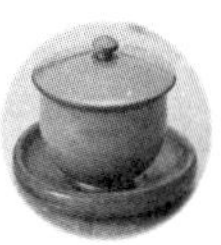

金褐油潤或綠褐潤；具自然花香，花香細膩、清高持久，其香型因各名樅樹型、葉型不同而各有差異，有清雅芬芳似桂花香的，稱為桂花香單樅，香氣清純濃郁具自然蘭花清香的，為芝蘭香單樅，更有梔子花香、蜜香、杏仁香、天然茉莉香、柚花香等等；滋味醇爽回甘，蜜味顯現，也因各名樅類型不同，其韻味及回甘度有區別；湯色金黃、清澈明亮，葉底柔軟鮮亮、淡黃紅邊明。

3.台灣烏龍茶　台灣烏龍茶主要品種有青心烏龍、金萱、翠玉等。按其發酵程度的輕重主要有包種茶、凍頂烏龍和白毫烏龍。

(1)包種茶：是目前台灣生產的烏龍茶中數量最多的，它的發酵程度是所有烏龍茶中最輕的，其品質較接近綠茶。外形呈直條形，色澤深翠綠，帶有灰霜點；湯色蜜綠，香氣有濃郁的蘭花清香，滋味醇滑甘潤，葉底綠翠。

(2)凍頂烏龍茶：產於台灣南投縣鹿谷的凍頂山，它的發酵程度比包種稍重。外形為半球形，色澤青綠，略帶白毫，香氣蘭花香、乳香交融，滋味甘滑爽口，湯色金黃中帶綠意，葉底翠綠，略有紅鑲邊。

(3)白毫烏龍：是所有烏龍茶中發酵最重的，而且鮮葉嫩度也是烏龍茶中最嫩的，一般爲嫩芽採一芽二葉。其外形茶芽肥壯，白毫顯，茶條較短，色澤呈紅、黃、白三色；湯色呈鮮艷的橙紅色，香氣有天然的花果香，滋味醇滑甘爽，葉底紅褐帶紅邊，葉基部呈淡綠色，芽葉完整。

㈤**白茶分類及品質特徵** 白茶主產於福建省福鼎和政和等地，是我國特種茶類之一，加工中不經炒、揉，直接萎凋（或乾燥）而成，屬微（輕度）發酵茶。毛茶按其鮮葉原料的茶樹品種不同，有「大白」（或水仙白）和「小白」之分。經精製後，花色品種有白毫銀針、白牡丹、貢眉和壽眉 4 種。無性系品種大白茶，芽心肥壯、茸毛潔白，所採的嫩芽、葉可製珍品，一是白毫銀針——純以大白茶肥壯單芽採製而成；二是白牡丹——一芽二葉，芽葉連枝，白毫顯露，形態自然，形似花朵。有性系菜茶品種芽葉製成的稱「小白」，其條索細嫩，色澤灰綠，葉緣垂捲，微曲如眉，成品茶爲貢眉。大白、小白精製後的副產品統稱壽眉。

(1)白毫銀針：亦稱銀針或白毫，用政和大白茶或福鼎大白茶的肥大芽尖製成。形狀如針，色白如銀，外形優美，富光澤；湯色淺杏黃色，香氣清鮮毫香顯，味清醇回

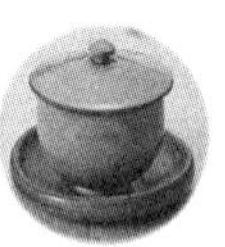

甘。

(2)白牡丹：芽葉連枝，形態自然似枯萎的花瓣，色澤灰綠，葉背遍布潔白茸毛；湯色橙黃清澈明亮，香氣清鮮，滋味清甜鮮和，葉底淺灰綠，葉脈微紅。

(3)貢眉：優質貢眉毫心顯，色澤墨綠，香氣鮮純，滋味清甜，湯色黃亮，葉底灰綠，稍有紅張。

㈥**黑茶分類及品質特徵**　黑茶按加工方法及形狀不同分爲條形黑茶和壓製黑茶兩類。

1.條形黑茶　也稱黑毛茶，主要有湖南黑毛茶、湖北老青茶、四川的做莊茶、廣西的六堡散茶、雲南的普洱茶等。湖南黑毛茶的鮮葉原料成熟度較高，一般爲一芽四五葉組成，甚至當年的老葉亦作付製對象。老青茶的原料成熟度也較高，鮮葉採割標準一般按莖梗皮色劃分，一級茶以青梗爲主，基部稍帶紅梗；二級茶以紅梗爲主，頂部稍帶青梗；三級茶爲當年生紅梗，不帶麻梗。四川的做莊茶一般以採割當季或當年成熟新梢枝葉爲原料。廣西六堡茶的原料嫩度稍高於以上幾類黑毛茶，一般採摘一芽二三葉或一芽三四葉的新梢。雲南普洱茶的原料嫩度一般較好，高檔普洱茶以一芽二葉爲主，中、低檔茶則以一芽二三葉及一芽三四葉爲主。黑茶的初製工藝一般爲：鮮葉原料→殺青→揉捻→渥堆→乾燥。其中渥堆是將揉捻葉堆積起來，透過堆內的濕熱作用，除去部分澀味和粗老味，使葉色由暗綠變成黃褐，形成黑茶香味純和無粗澀氣味，湯色橙黃或橙紅，葉底黃褐或黑褐的品質特徵。下面以湖南黑毛茶和雲南普洱茶爲例，列出其品質特徵。

(1)湖南黑毛茶：按鮮葉原料老嫩分爲一級至四級，其中一級茶條索伸直，嫩度較好，色澤黑潤，一般作爲天尖、貢尖的原料；二級茶條索粗壯，嫩度尚可，色澤黑潤；三級茶稍有泥鰍條，全部葉片呈捲層狀，色澤黑而不花，常用作花磚的洒麵茶或作爲特茯原料；四級茶葉張大部分呈褶縐狀，全紅梗，無宿梗、宿葉，作爲花磚茶包心原料或作爲普茯原料。各級黑毛茶香氣純正無粗、青氣，滋味平和無粗、青、澀味，湯色橙黃，葉底黃褐。

(2)普洱茶：原產雲南，是晒青毛茶經過後發酵加工而成的。由於茶多酚在高溫、高濕的環境中，進行了緩慢、複雜的變化，形成獨特的色、香、味而具有越陳越香的品質特點。

在歷史上有「普洱茶出自雲南普洱府，產攸樂、革

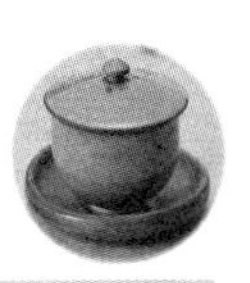

登、倚邦……六茶山」的記載，現在的普洱縣在古代是滇南的重鎮——普洱府，是茶葉集散地，普洱茶因此而得名。歷史上的普洱茶產自滇南一帶（雲南思茅、西雙版納），該地區氣溫高、濕度大，終年無霜，多雲霧，交通閉塞，運輸不便。茶葉從產地到銷區靠的是人背馬馱，經過數月或半年的長途跋涉，使得晒青毛茶中的茶多酚漸漸進行了氧化，即進行了後發酵作用，這種天然陳化的結果形成了普洱茶獨特的品質風格。

現在普洱茶的後發酵作用，主要採用了人工陳化新工藝（人爲控制製造過程中的溫度、濕度），以加速普洱茶的後熟作用，達到外形色澤褐紅或帶灰白、湯色紅濃、陳香獨特、滋味醇和、爽滑的品質要求。原來的晒青毛茶天然陳化而形成普洱茶的過程，已較少採用。

雲南普洱茶又分散茶和緊壓茶兩大類。普洱散茶一般直接稱爲普洱茶，按原料嫩度及品質不同分十個級，品質從高到低。高檔普洱茶條索肥壯緊實，色澤褐紅或帶灰白調勻，稍有嫩梗；香氣陳香濃郁，湯色紅濃，滋味醇濃爽滑，葉底肥軟，豬肝色勻亮。中檔普洱茶條索粗壯尚緊，色澤褐紅或帶灰白尚調勻，稍有梗片；香氣純正，湯色深紅，滋味醇和，葉底尚嫩，豬肝色尚亮。低檔茶條索粗大欠緊，色澤褐紅或帶灰白稍花，有梗片；香氣平和，湯色尚深紅，滋味平和，葉底稍粗，豬肝色欠勻。

2.壓製黑茶　又稱爲緊壓茶，是指以湖南黑毛茶、湖北老青茶、四川的毛莊茶和做莊茶、紅茶的片末等副產品、六堡散茶、雲南晒青毛茶、普洱茶等爲原料，經整理加工後，汽蒸壓製成型。根據壓製的形狀不同，分爲磚形茶，如茯磚茶、花磚茶、黑磚茶、青磚茶、米磚茶、雲南磚茶（緊茶）等；枕形茶，如康磚茶和金尖茶；碗臼形茶，如沱茶；簍裝茶，如六堡茶、方包茶等；圓形茶，如餅茶、七子餅茶等。壓製茶總的品質要求是外形形狀規格符合該茶類應有的規格要求，如成塊或成個的茶，外形平整，個體壓製緊實或緊結，不起層脫面，壓製的花紋清晰，茯磚茶還要求發花茂盛，各壓製茶的色澤具有該茶類應有的色澤特徵；內質要求香味純正，沒有酸、餿、霉、異等不正常氣味，也無粗、澀等氣味。

(1)雲南緊壓茶：

沱茶：是將整形後的晒青綠茶或普洱散茶經拼配勻堆、篩分、揀剔、拼配、蒸壓定型、乾燥包裝而成。其中

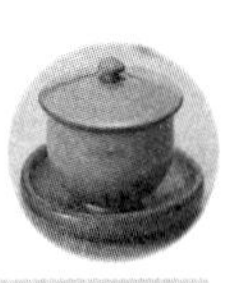

用晒青毛茶壓製成的晒青沱茶，未經過漚堆發酵，仍屬於綠茶類。普洱沱茶屬於黑茶類，其品質特徵為：形狀呈碗臼形，平整緊實，色澤褐紅，香氣陳香濃郁，湯色深紅尚亮，滋味醇厚，葉底尚嫩勻，豬肝色。

緊茶：是將整後的晒青毛茶經拼配勻堆、篩分、堆積、揀剔、蒸壓定型、乾燥包裝而成。根據壓製模具不同，又有磚形和心臟形之分，色澤深綠帶褐，香氣純正，湯色橙紅尚明，滋味醇和，葉底欠嫩勻，色暗。

餅茶、七子餅茶：加工工藝同緊茶，形狀為圓餅形，平整緊實，厚薄均勻，色澤深綠帶褐，香氣純正，湯色橙紅明亮，滋味醇厚，葉底欠嫩勻，色暗。

普洱緊茶：加工工藝同普洱沱茶，形狀有磚形和心臟形之分，平整緊實，色澤褐紅，香氣陳香，湯色深紅，滋味醇和，葉底欠嫩勻，豬肝色。

(2)湖南緊壓茶：湖南緊壓茶是以湖南黑毛茶為主要原料，經篩分、拼配、汽蒸發酵、壓製定型、乾燥（茯磚茶為發花乾燥）後包裝而成。按黑毛茶的級別及壓製的形狀不同有簍裝湘尖茶、茯磚茶、花磚茶和黑磚茶。

湘尖茶：呈圓柱形簍包裝，重量有50千克、45千克、

40 千克。按原料級別不同又分湘尖 1 號、湘尖 2 號、湘尖 3 號，也稱爲天尖、貢尖和生尖。其中湘尖 1 號和湘尖 2 號以一、二級黑毛茶爲原料壓製而成，湘尖 3 號主要以三級黑毛茶壓製而成。其品質特徵湘尖 1 號爲條索伸直，尚緊，色澤黑潤；香氣清純帶松煙香，湯色橙黃明亮，滋味濃厚，葉底黃褐尚嫩。湘尖 2 號外形色澤黑褐尚潤，香氣純正稍帶松煙香，湯色橙黃，滋味醇和，葉底黃褐尚勻。湘尖 3 號外形色澤黑褐，香氣純正稍淡，稍帶焦煙香，湯色橙黃稍暗，滋味純和略澀，葉底黑褐較老。

茯磚茶：以三級黑毛茶爲主，拼有其他非黑茶類爲原料，經整理加工、汽蒸發酵、壓製定型、發花乾燥而成。按黑毛茶級別和拼配比例不同，又有特茯和普茯之分，外形均呈磚塊狀，規格有長方磚塊形和正方磚塊形兩種。茯磚茶的品質特徵爲外形磚面平整，棱角分明，厚薄一致，發花普遍茂盛，以顆粒大，色澤金黃色爲佳，磚面色澤特茯爲褐黑色，普茯爲黃褐色；磚內無黑黴、白黴、青黴、紅黴等雜菌。內質香氣純正，帶金花香，湯色橙黃，滋味特茯醇和，普茯純和，無澀味，葉底黃褐或黑褐較老。

花磚茶：外形呈長方形磚塊狀，其品質特徵爲外形磚面平整，棱角分明，厚薄一致，花紋圖案清晰，色澤黑褐潤，無黑黴、白黴、青黴等黴菌；內質香氣純正或帶松煙香，湯色橙黃，滋味醇和，葉底老嫩尚勻，黑褐。

黑磚茶：外形呈長方形磚塊狀，品質特徵爲外形磚面平整，棱角分明，厚薄一致，花紋圖案清晰，色澤黑褐；內質香氣純正，湯色橙黃稍深或橙黃稍暗，滋味純和略澀，葉底老嫩欠勻，黑褐稍暗。

(3)四川緊壓茶：四川緊壓茶有南路邊茶和西路邊茶之分，南路邊茶主產於雅安、宜賓、重慶等縣、市，專銷藏族地區，主要產品有康磚和金尖茶。西路邊茶主產於灌縣、北川等地，主要產品爲方包茶和茯磚茶，主銷四川阿埧藏族自治州及甘孜藏族自治州等地。

康磚茶：外形呈圓角長方形，俗稱枕形，淨重爲 500 克，品質特徵爲外形表面平整，緊實，灑面明顯，色澤棕褐，無青黴、黑黴；內質香氣純正，湯色紅黃尚明，滋味尚濃醇，葉底棕褐稍花。

金尖茶：外形呈圓角長方形，規格比康磚茶稍大，淨重爲 2.5 千克。品質特徵爲外形表面平整，稍緊實、無脫層，色澤棕褐，無青黴、黑黴、黃黴，香氣純正，湯色黃紅尚明，滋味純和，葉底暗褐較老。

方包茶：外形為長方形篾包狀，四角方面稍緊，每包淨重35千克。品質特徵為含梗量高、葉少，色澤黃褐；香氣稍帶煙焦氣，湯色黃紅稍暗，滋味純和，葉底多梗，黃褐色。

茯磚茶：外形呈長方形磚塊狀，磚面平整，緊實，棱角分明，厚薄一致，磚內有金黃色「金花」，色澤黃褐；香氣純正稍帶金花香，湯色橙黃，滋味純和略澀，葉底棕褐較老。

(4)湖北、廣西緊壓茶：湖北緊壓茶有以老青茶為原料壓製的青磚茶，和以紅茶的副產品為原料壓製的米磚茶，均產於湖北趙李橋茶廠。廣西緊壓茶主要是廣簍裝六堡茶，主產於蒼梧縣六堡鄉及橫縣等地。

青磚茶：青磚茶的壓製分灑面、二面和裏茶3個部分，其原料質量各不相同，以灑面即磚茶面上的一層茶質量最好，磚茶底面的一層茶即二面質量其次，灑面與底面中間的一層茶為裏茶，又稱為包心茶，質量較差。青磚茶的質量主要取決於老青茶的質量高低及壓製時的技術水平。青磚茶外形呈長方形磚塊狀，磚面平整、緊結光滑，

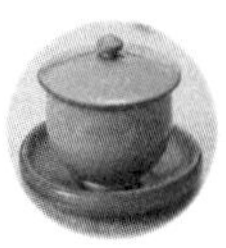

棱角分明，色澤青褐，壓印紋理清晰；內質香氣純正，湯色橙紅，滋味醇和，葉底暗褐較老。

米磚茶：是以紅茶的片末等副產品爲原料蒸壓而成的一種紅磚茶，分特級米磚茶和普通米磚茶兩個等級。其形狀爲長方形磚塊狀，磚面平整、棱角分明、厚薄一致、圖案清晰，特級米磚茶烏黑油潤，普通米磚茶黑褐稍泛黃。內質要求特級米磚茶香氣純正，湯色深紅，滋味濃醇，葉底紅勻；普通米磚茶香氣平正，湯色深紅，滋味尚濃醇，葉底紅暗。

六堡茶：將原料茶築製在圓柱形簍包內，依等級不同（有1～5個等級）分別爲每簍淨重有55千克、50千克、45千克、40千克、37.5千克等幾種規格。品質特徵爲條索肥壯或粗壯，壓結成塊，色澤黑褐潤；內質香氣陳香濃郁，似檳榔香，湯色紅濃深厚，滋味陳醇甘滑，葉底暗褐。

二、茶的選購與保存

㈠**茶葉的選購**　茶葉的類別繁多，光從大類來分，就有紅、綠、黃、白、黑和烏龍等六大類，茶葉經精製再加工後，有花茶、緊壓茶等茶類，各大茶類中又有許多小類。茶葉類別不同，品質特徵和茶性就不同。

消費者選購茶葉時，可以根據自己的個人愛好選擇，也可根據茶葉的特性來選擇，如綠茶中維生素含量高，注重補充營養的消費者首先可考慮綠茶，在選購綠茶的同時，可根據自己的經濟承受能力，選擇價格低廉，滋味濃厚耐泡的大宗綠茶類，或造型獨特如工藝品，品質優異，香味別具風格，價格較高的名優綠茶類。烏龍茶有降血脂、減肥的功效，同時高檔的品種烏龍茶品質風格獨特，有特殊的花香、果香及韻味，如音韻、岩韻、高山韻等等，血脂、血壓高，想減肥，又想品嚐其特別韻味的消費者可選擇品質優異的烏龍茶。紅茶性溫，因加工中進行了充分的發酵，特別是中、小葉種紅茶，香氣甜香，滋味甜和。大葉種紅茶雖味濃富收斂性，但喝時可加牛奶，能減少其刺激性。腸胃不好，又喜歡喝茶的消費者，可選擇紅茶。平常飲食結構以肉製品爲主的消費者可選擇黑茶類，如湖南的茯磚茶、黑磚茶，湖北的青磚茶、米磚茶或雲南的沱茶、緊茶、普洱散茶、普洱沱茶、普洱緊茶等等，黑茶類加工中因經過後發酵工序，茶性更溫潤，去油膩、降

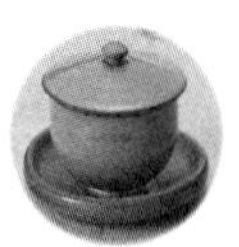

血脂、減肥功效更顯著，非常受邊疆少數民族的喜愛，有「寧可三日無糧，不可一日無茶」之說。白茶加工中未經炒、揉，任其自然風乾，茶中多糖類物質基本未被破壞，因而對糖尿病患者有一定的療效。消費者可以根據自己的身體狀況、保健需要而加以選擇。

選擇好茶類後，應注意辨別茶葉的品質，可以從茶葉的形狀、色澤、乾茶的香氣等幾方面來鑒別，有條件的還可以經過沖泡，嗅其香氣、嚐其滋味、觀其湯色及茶渣嫩度、色澤。

1.綠茶　大宗綠茶中的高檔茶，條索細緊或肥壯有尖鋒，鮮葉原料較細嫩或肥嫩，含芽率較高，以一芽二葉爲主。中檔茶條索尚緊少尖鋒，鮮葉原料尚嫩，以一芽二三葉爲主，兼有嫩的單葉，芽葉往往稍顯瘦。低檔茶條索顯鬆或粗大，鮮葉原料欠嫩欠勻，芽少且瘦薄，以較成熟呈展開狀的葉片爲主。從外觀色澤上看，高檔茶一般爲深綠光潤，中檔茶色澤黃中稍帶綠，低檔茶色澤綠黃花雜或黃中帶枯。名優綠茶是綠茶中的珍品，鮮葉原料更細嫩，大多以一芽一二葉爲主，有些甚至是全芽。名優綠茶還有不同造型的要求，如龍井茶爲扁平光滑形，碧螺春茶爲捲曲

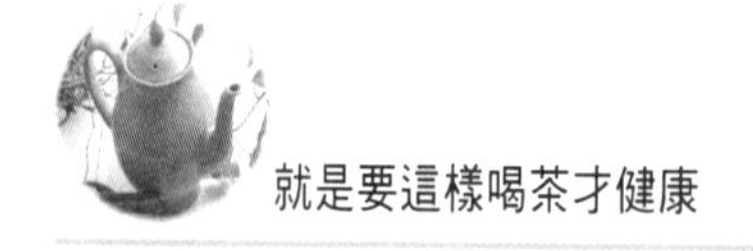

呈螺形，黃山毛峰爲雀舌形或蘭花形等等。名優綠茶的色澤顯得更鮮活，以嫩綠或翠綠爲主，有些品種滿披白色的，色澤爲銀綠色，即銀白中隱著翠綠，給人以熠熠生輝的感覺。

好的綠茶，乾嗅香氣充足，一嗅即可聞到清香或烘焙香，同時以手輕握茶條，感到刺手，再用拇指、食指輕捏易碎，表示茶葉乾燥程度較好，茶香發揮程度也較好，購買後易貯存。若乾嗅就聞不到香氣，手捏茶葉感到較軟，重捏茶條不易碎，說明茶葉已受潮回軟，或乾燥時就未焙透焙足，茶香透發不好，購買後也不易貯存，很快會陳化變質。若干嗅即有煙、焦、酸、餿等氣味，品質較差，爲次品茶，盡量不要購買。

綠茶沖泡時採用杯泡法，茶、水比例爲 1：50，即抓一把茶約 3 克，放置在 150 毫升帶蓋的杯中，用沸滾開水（名優綠茶用冷卻至 90°C左右的開水）沖泡，3～5 分鐘後（名優綠茶時間應稍短）濾出茶湯，透過嗅茶渣的香氣、看茶湯的顏色、喝茶湯及看茶渣，區分茶葉品質的高低。名優綠茶的香氣以嫩香鮮爽爲主，兼有花香或清香，湯色嫩綠清澈，滋味鮮爽，回味有餘甘，茶渣（即葉底）嫩而

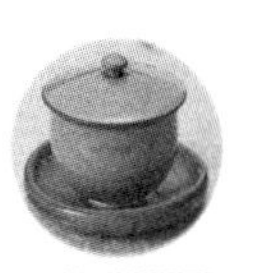

勻齊，色澤嫩綠明亮或綠亮。

大宗綠茶中的高檔茶香氣以栗香爲主，兼有清香或清高持久，滋味濃醇略回甘；中檔茶香氣純正，雖無高檔茶的高香持久，但不粗不青，品質正常，滋味醇和，不濃不澀；低檔茶由於原料成熟度較高，香氣較平淡，常帶粗氣，滋味平和常帶粗澀味。

2.烏龍茶　高檔茶外形重實，整齊，色澤油潤；香氣則爲各品種香、季節香、地域香和加工過程所形成的花香或果香融爲一體，滋味醇厚甘滑，茶渣柔軟厚實。中檔茶重實度、整齊度、色澤光潤度稍差；香氣有清香或稍有花香，滋味醇和，回甘度差，茶渣尚軟欠厚實。低檔茶外形輕飄，色澤稍枯或暗；香氣帶粗氣，滋味粗淡或粗澀，茶渣粗硬。若帶有煙、焦、青臭、悶、酸、餿等異劣氣的，則爲次品茶。烏龍茶沖泡時採用倒鐘形杯，茶、水比例爲1：20，即抓茶一把約5克，放置在100毫升帶蓋的杯中，用沸滾開水沖泡，2分鐘後聞嗅蓋香，再濾出茶湯，看湯色、嚐滋味，然後進行第二次沖泡，品評烏龍茶一般可沖泡2～3次，時間掌握2分鐘、3分鐘和5分鐘。

3.紅茶　高檔茶芽的含量高，條形細緊（小葉種）或

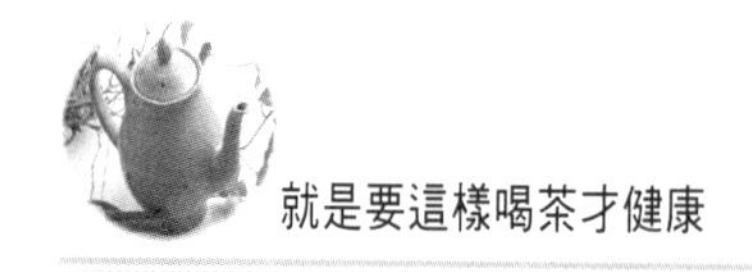

肥壯緊實（大葉種），色澤烏黑有油光，茶條上金色毫毛較多；香氣甜香濃郁，滋味甜醇鮮爽或鮮濃，湯色紅濃鮮艷，碗壁與茶湯接觸處有一圈金黃色的光圈，俗稱「金圈」。中檔茶芽的含量少，色澤烏黑稍有光澤，稍有金色毫毛；香氣爲甜香，滋味甜和稍淡，湯色紅尚亮，金圈欠黃亮。低檔茶芽少，以成熟攤開葉片爲主。條形鬆而輕，色澤烏稍枯，缺少光澤，無金毫；香氣帶粗氣，滋味平淡或粗淡。

4.花茶　花茶是茶葉與香花相互拼和，茶引花香，沖泡後既有花的芬芳，又有茶的甘爽，深受消費者喜愛的一大茶類。根據茶的種類不同，有綠茶類花茶、紅茶類花茶及烏龍茶類花茶，還有用普洱茶窨製的花茶。根據花的種類不同，有用茉莉花窨製的稱爲茉莉花茶，玉蘭花窨製的稱爲玉蘭花茶，玫瑰花窨製的稱爲玫瑰花茶，更有桂花茶、珠蘭花茶、玳玳花茶等等。辨別花茶品質的高低，首先看茶葉原料（又稱茶坯）品質的好差，根據茶類的品質規模、特徵要求，按上面所列的綠茶、紅茶、烏龍茶等品質高低的區分方法，進行辨別。現在國內市場上的花茶，以茉莉花茶的產銷量最大，加工茉莉花茶的茶坯以烘青、

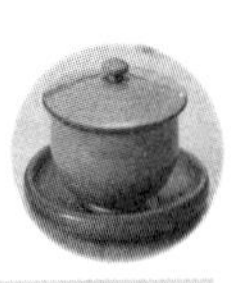

炒青或半烘炒綠茶爲主，用於窨花茶的鮮花以茉莉花爲主，玉蘭花爲輔。其他如玫瑰紅茶、桂花烏龍、柚子花茶、玳玳花茶等生產量很小，市場上也難得見到。花茶品質辨別，除了看茶坯外，更重要的還需看茶坯吸收花香的程度，即茶味花香融爲一體的程度，越是高檔的花茶，花香越濃郁。

5.磚茶　是中國西藏、新疆、內蒙古、青海、甘肅、寧夏及周邊地區，各民族每日不可或缺的生活必需品。品質好的磚茶磚面平整、厚薄一致、四角分明，色澤黃褐或黑褐或青褐光潤，磚內含梗量適中，磚面和磚內無雜黴，沖泡後香氣純正無粗青氣或其他異氣，滋味醇和、無粗澀味和其他異雜味，湯色橙黃或黃紅明亮。國家標準對磚茶產品的質量有嚴格的規定，包括感官品質的要求、理化指標及農藥殘留等的限量規定。如磚茶中的主要產品茯磚茶中含梗量（普茯）不得超過 20％，感官品質要求磚面平整緊實，厚薄一致、棱角分明，色澤黃褐潤，磚內金花普遍茂盛，顆粒大，香氣帶金花清香，湯色橙黃明亮，滋味醇和。品質差的磚茶磚面欠平整，有些呈斧頭形，四角欠分明，甚至有缺角現象，色澤黃枯欠潤，磚內多粗長老梗，

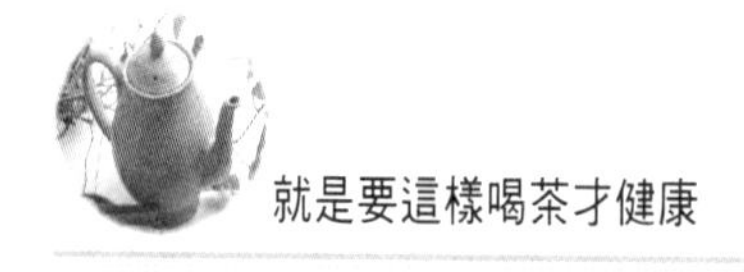

茯磚茶磚內發花欠茂盛甚至無金花，沖泡後香氣常帶粗青氣，滋味帶粗澀味或粗青味，湯色淺淡。

6.普洱茶　普洱茶一般指的是普洱散茶，其品質的高低，可以從以下幾方面進行辨別：

(1)外形條索和色澤，側重色澤。條索主要看條形鬆緊、重實的程度，以條形肥壯緊結、重實的爲好，條形粗鬆、輕飄的爲差；色澤看含芽毫的多少，色澤的深淺，是否均勻一致，以色澤褐紅、均勻一致、金毫顯露爲好，色澤發黑或花雜有青張、枯暗的品質差的表現。高品質的普洱茶外形金毫顯露、條索緊結、重實、色澤褐紅、潤澤、調勻一致。

(2)內質湯色、香氣、滋味和葉底，側重湯色與滋味。

湯色：普洱茶湯色要求紅濃明亮，深紅色爲正常，黃、橙黃或深暗的湯色均不符合要求，如湯色橙黃或深暗是「發酵」工藝掌握不好，發酵不勻或發酵過度均可出現此種情況。如湯色混濁不清，屬品質劣變。

香氣：普洱茶要求有陳香味，其他各種香型都不符合要求。

滋味：主要看醇和、爽滑、回甜。

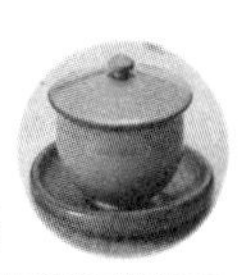

①醇和：味清爽帶甜、鮮味不足、刺激性不強、普洱茶因經過「後發酵」工藝，茶多酚進一步氧化，使綠茶的滋味得到轉化，需要突出「醇和」的滋味。

②爽滑：爽口，有一定程度的刺激性，不苦不澀，滑與爽口有一定的相同意義，「滑」與「澀」反意，茶湯入口有很舒服的感覺，不澀口。

「醇滑」是陳年普洱茶的滋味，一般普洱茶滋味「醇和」。普洱茶忌苦、澀、酸味，如有苦、澀、酸味，均係發酵不好或品質太新。

③回甜：茶湯濃而刺激性不強，普洱茶味韻暖甜，茶湯入口有明顯的回甜味。

普洱茶屬後發酵茶，滋味既不同於綠茶，又不同於紅茶，高檔普洱的內質是：湯色濃艷剔透，香氣陳醇，滋味醇滑回甘。

葉底主要看嫩度、色澤、勻度，側重勻度。因爲勻度好，葉底色澤均勻一致的，表示「發酵」均勻。相反，葉底如有「焦條」葉張不開展，甚至葉底碳化成黑色，表明「發酵」堆溫過高，發生「燒心」產生焦條，這種情況下，一般湯色較淺，滋味淡，葉底如有「青張」，說明後發酵不勻，滋味苦澀，無陳香味，或陳香味不足，是品質較差的表現。

普洱茶外形與內質各因子之間是相互聯繫的，要綜合起來看。市場上所售普洱茶質量的高低，還可以從所標稱的級別來看，一般分爲：宮廷普洱（或稱禮茶）、特級、三級、五級、七級、八級、九級、十級，品質依次從高到低。

普洱茶的沖泡方法與其他茶類（如綠茶、紅茶、黃茶、白茶等）基本相同，茶、水比例爲 1：50，用 100°C的開水沖泡，時間爲 5 分鐘。茶具的選擇，最好採用紫砂茶具，因紫砂茶具孔隙較多，有利保存茶味。在第一次沖泡時，加入沸水後立即將茶湯倒掉，以去掉浮沫，再重新加入沸水進行第二次沖泡，主要品嚐第二次以後的茶湯滋味。

7.綠茶春茶與夏、秋茶的區別　外形形狀與色澤：春茶鮮葉原料較好，持嫩性強，芽葉較肥壯，葉肉較厚實，加工後往往條形細緊，色澤黃綠或深綠，光潤度好；夏、秋茶鮮葉原料持嫩性差，芽葉瘦薄，加工後條形較鬆，色澤黃枯或青綠稍枯，缺少光澤。

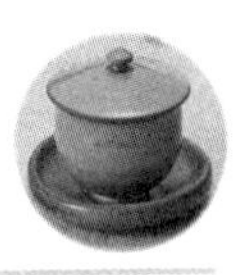

香氣滋味及葉底；春茶香高味濃，回味好，有餘甘，葉底芽葉柔軟較肥嫩，色澤黃綠明亮；夏、秋茶香氣較低，滋味帶苦澀味，葉底芽葉瘦薄較硬，常有銅綠色芽葉，色澤青綠欠勻。

8.新茶與陳茶的區別　新茶指當年採製的茶葉，上一年或上幾年採製的茶葉稱爲陳茶。對紅茶、綠茶、花茶、輕發酵烏龍茶、黃茶、白茶等茶類來說，以新爲貴，也就是說應喝當年採製的新鮮茶。陳茶是因貯放過程中，內含有效成分發生理化變化，使茶葉有益成分下降，導致品質下降，產生陳味陳色。如外形色澤灰暗，茶梗枯脆容易折斷，斷處呈黑褐色；陳茶內質熱嗅有陳氣，無芳香，冷嗅香氣較低且帶沉濁。陳化的綠茶湯色泛紅，葉底黃暗不明；陳紅茶滋味淡薄，缺乏收斂性，湯色渾濁深暗，葉底較紅暗，不鮮艷。對於黑茶類如普洱茶、緊壓茶等則以陳爲佳，且越陳越香、滋味越醇滑。烏龍茶中發酵較重的茶，如夷武岩茶等，隔年品質仍然很好，且有存放 3 年不變質的特點。另外白茶如作爲清涼解毒藥用時，則以陳年白茶爲好，療效更顯。

區別新茶和陳茶，首先可從茶葉外觀色澤來辨別，新茶色澤油潤、有光澤、有鮮活感，陳茶外觀色澤顯暗，無光澤；其次可乾嗅一下茶香，新茶香氣充足；綠茶有清香或烘焙香，紅茶有酵香或甜香，花茶有濃郁的鮮花香，烏龍茶有烘焙香或稍有清花香。陳茶香氣低沉或帶酸氣，陳變嚴重的立即就能聞到明顯的陳氣。對茶葉是否爲新茶存有疑問時，最好是沖泡後再來辨別，可以較明顯地區分。

㈡**茶葉的貯藏與保管**　茶葉極易吸濕、吸收異氣味，同時在高溫、高濕、陽光照射及充足的氧氣條件下，會加速茶葉內含成分的變化，降低茶葉的品質，甚至在短時間內使茶葉發生陳化變質。要使茶葉的品質在較長時間內保持不變，必須很好地貯藏和保管，注意防潮、防高溫，避光、避氧氣，遠離有異氣味的物品。

1.名優茶　是所有茶類中最易陳化變質的茶類，特別是名優綠茶及紅茶類，極易陳化而失去光潤的色澤及特有的香氣。家庭貯藏名優茶特別是名優綠茶，如龍井茶、洞庭碧螺春茶等，可採用生石灰吸濕貯藏法，即選擇一密封容器（如瓦缸、瓦罐或無異氣味的鐵聽等），將塊狀生石灰裝於布袋中，置於容器內，茶葉用牛皮紙包好放於布袋上，將容器口密封，容器應盡量放置在陰涼乾燥的環境

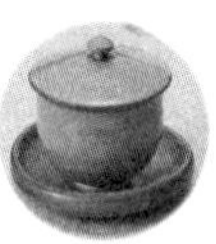

中。有條件的還可將經生石灰吸濕後的茶葉用鍍鋁複合袋包裝，內置除氧劑，封口後置於冰箱中保存，可長期（兩年左右）保持茶葉品質。

2.茉莉花茶　是綠茶的再加工茶，其活躍的品質成分在花茶加工過程雖基本鈍化，但由於經過窨製茉莉花香，含水量比一般紅、綠茶高，易變質，保管時應注意防潮、避光和避異氣味，盡量存放於陰涼乾燥、無異氣味的環境中。

3.黃茶、紅茶與烏龍茶　相對於綠茶來說，陳化變質較慢，較易貯藏。一般可放置在密閉乾燥容器內，避光避高溫及有異氣味的物品，可較長時間保存。

4.白茶　白茶的含水量往往較高，貯藏前可先用生石灰進行吸濕處理，再貯存於密閉乾燥容器內，放置於陰涼乾燥處。

5.黑茶類　隨著存放時間的適當加長，品質會更好，帶陳香，味更醇。但存放時還需避開陽光直射，避高溫，不得與有異氣味的物品混存。

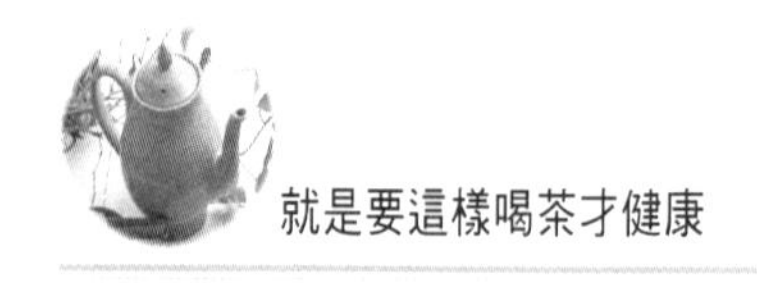

三、茶的飲用方法與茶效

㈠**飲茶** 飲茶是一種非常簡便且有效的利用茶葉的方法。因爲茶葉中的許多保健成分能在幾分鐘內就溶解到茶湯中。並且飲茶在攝取了茶葉中的保健成分的同時，還攝入了每天人體所需的大量水分。人體中含有50％～70％的水分，水分在體內發揮多種作用，如運送養分、維持細胞正常功能、維持體溫和以汗、尿的形式排泄廢物等。體內的水分少2％～3％時，就會疲倦、頭暈、四肢無力、食欲不振等；水分少5％左右時，會喉嚨乾燥、血壓降低；水分少10％時，會喪失知覺、昏迷，更嚴重時就會死亡。而人體每天出汗、排泄等要排出大量的水分，因此每天要注意補充水分，一天應攝取水2000ml以上。因而飲茶是一舉兩得。

茶葉不但能清飲，還和許多其他食品非常相合，因此飲茶法多種多樣。

1.清茶 這是最常見的飲茶法。就是沖入開水泡茶，不在茶中加其他食物。欣賞著茶葉漸漸浸脹，如花蕾綻放似的展開，香氣悠悠地飄來，也是一種享受。如有好茶加好水，那就會有盧仝的「肌骨清」、「通仙靈」、「兩腋習習清風生」的體會。並且好茶適宜清飲，因爲清飲時能很好地品味茶葉本身的色、香、味。

同樣是喝清茶，各地的做法也是各有特色：江浙一帶用玻璃杯泡綠茶，一方面綠茶沖泡時水溫不需很高，在80～85°C就可，另一方面高級綠茶的湯色、葉底都很有觀賞性；廣東潮汕一帶講究喝工夫茶用小杯啜飲，斟茶時如「關公巡城」來回往復，使各個小杯中茶湯濃度一致，大家圍坐在一起，邊談邊飲，其樂無窮；廣東、香港一帶流行喝早茶，一邊喝茶一邊吃點心，津津有味；北方人愛喝大碗茶，自在隨便；雲南的拉祜族、哈尼族將茶葉烤黃後再加水煮飲，茶香味濃；布朗族用竹筒煮茶喝，茶中帶有青竹香等等。

2.**奶茶**　奶茶也是很流行的飲茶法，尤其是紅茶和牛奶或奶油是絕妙的組合。喝紅茶的地方都有喝奶茶的習慣。以英國爲代表的喝紅茶的習慣爲在泡好的紅茶中加糖和牛奶或奶油，以前曾經是英國的殖民地的國家，也大多喝奶茶。在中國的內蒙古、新疆等地的奶茶爲黑茶加水煮沸後，再加牛奶、鹽一起煮沸。最近，在日本出現綠茶加牛奶的飲茶法，茶飲料商品中增加了一種加牛奶的瓶裝綠茶，這也可以歸入奶茶的飲法，牛奶中的蛋白質會將茶多酚類包合，從而降低茶的苦澀味，使味道變得醇和。同時牛奶有安眠作用，可減輕茶葉中的咖啡鹼的興奮作用。牛奶還可補充茶葉中不足的蛋白質、脂肪、鈣等。因此，奶茶是營養比較全面的飲料。其中中國少數民族的將牛奶與茶一起煮的飲法，有利於茶葉中的脂溶性保健成分的溶出，能提高茶葉的利用率。

3.酥油茶　中國西藏的喝茶法別具一格。做酥油茶時要用一種特別的工具——酥油茶筒。酥油茶筒爲高約 1 米的木筒，並配有一根用來攪拌的木棍。藏民們將煮好的茶水倒入酥油茶筒中，並加入酥油、鹽，用木棍上下攪拌，直至茶與酥油、鹽均勻混合，就成了香濃可口的酥油茶。酥油是從動物乳汁中提取的油脂，將牛奶或羊奶煮沸後，使其冷卻，這時奶中的油脂會凝結在溶液表面，這層油脂就是酥油，它的成分與黃油很接近。在其他地方，可用黃油代替酥油，用電動攪拌器代替酥油桶，將茶水和黃油、鹽攪拌均勻，做成替代酥油茶。酥油茶還能提供很多熱量，有禦寒暖身的效果。冬天怕冷的人不妨試試。

4.八寶茶　回族、撒拉族的八寶茶的做法爲，將茶葉與冰糖、紅棗、羅漢果、枸杞子、葡萄乾、桂圓等一起放在蓋碗中泡飲。八寶茶中的「寶」都是有藥效的食物，如紅棗健胃補血，冰糖潤肺止咳；枸杞子明目；桂圓補脾養血；羅漢果清肺潤腸等。八寶茶滋味甜中帶澀、回味持久，各個配料的量不同，可產生多種滋味特徵，並且可根據消費者的喜好增減配料。如今，八寶茶已經甚爲流行。

5.香茶　即在茶中加多種香料。在宋朝之前，這種飲法曾爲主流，如北魏張揖的《廣雅》中講到將餅茶搗成粉末狀後，「用葱薑橘子芼之」；茶聖陸羽的《茶經》記載當時泡茶是「用葱、薑、棗、橘皮、茱萸、薄荷等煮之百沸」。宋朝之後，這種飲茶法逐漸被清飲所代替。現在，新疆的南部有喝香茶的習俗。香茶即是將茶與胡椒、桂皮、薑、丁香、枸杞等香料一起煮後飲用。胡椒、桂皮、薑不但香氣好，而且有開胃、殺菌等功效，吃烤肉、手抓飯時，喝香茶有助於消化，不會感到油膩。在喝紅茶的許多國家，如印度、巴基斯坦等也有類似的飲法。添加的香料有肉桂、香草、丁香、生薑等。

6.油茶　湖南的侗族、瑤族飲茶法很不一般。先將花生、玉米、黃豆、芝麻等用茶油炸熟，放入碗中，再將茶

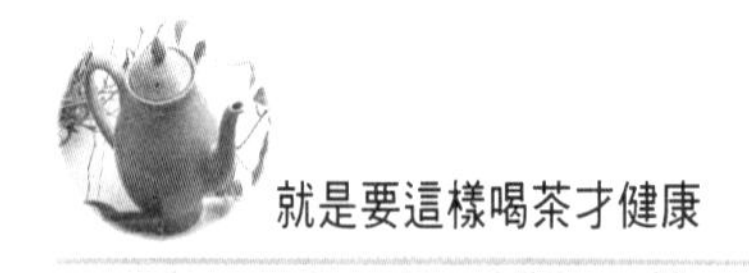

葉、生薑用茶油炒香，加入水與鹽煮3～5分鐘，然後取出茶渣，將湯倒入碗中，即可食用。這種油茶「喝」時，須用筷子。因為油茶中有許多食物，確切地說應該是「吃」油茶。

7.**白族三道茶**　雲南大理的白族人待客用的三道茶是一種寓人生哲理於飲茶之中的非常有內涵的飲茶法。第一道為苦茶，是將茶葉烤焦後沖泡的茶，味道苦澀，意為凡事要能先吃苦；第二道為甜茶，茶葉中加紅糖、核桃，味道甜美，接著第一道的苦茶，有苦盡甘來的含義；第三道為回味茶，茶葉中加蜂蜜、花椒、薑、桂皮、芝麻沖泡而成，甜、苦、麻、辣回味無窮，它要人們要經常回想先苦後甜的人生哲理。

8.**果味茶**　最流行的是檸檬茶，據說起源於俄羅斯。在紅茶中滴入幾滴檸檬汁，或放入一片檸檬，使茶中帶有檸檬香和淡淡的檸檬味。在泡紅茶時，將切片的蘋果與茶一起放在壺中沖泡，飲時加少量葡萄酒，成了蘋果紅茶。還可在紅茶中加果醬，如草莓醬、橘子醬等，這是俄羅斯人喜愛的飲法。在紅茶中加果汁，如果是先將加糖的紅茶注入杯中，再將橘子汁等靜靜地注入時，就會分為漂亮的

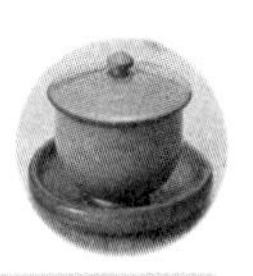

雙層。這些果味茶能提供大量的維生素，對美容有好處。

9.蜂蜜茶　在茶湯中根據個人愛好加入適量蜂蜜，使茶水變得香甜。但蜂蜜中鐵的含量高，會使茶湯變黑。在紅茶中加蜂蜜，再加牛奶，茶湯便呈痲色，這種茶在英文中又被稱爲「cambric tea」（cambric意爲痲、痲布）。蜂蜜能提供多種維生素和礦物質，有潤燥解毒、益氣養顏的功效。

10.香草茶　香草指有芳香的藥用植物，在歐洲已有4000 多年的應用史。香草的香氣有安神、鎮靜的功效，沖泡飲用有安神、利尿、開胃、發汗、殺菌、美容、止咳等效果。香草茶即將香草與茶一起沖泡而成，不但有多種保健作用，而且風味俱佳。與紅茶相合的香草有薄荷、玫瑰、菊花、薰衣草、檸檬草、洋蘇草等，與綠茶相合的有玫瑰、薄荷、白花母菊等，烏龍茶可以和玫瑰、薄荷，普洱茶可以和杭白菊一起沖泡飲用。其中綠茶加薄荷是西非許多國家的飲茶法。

11.茶酒　將茶水摻入酒中成雞尾茶酒。烏龍茶可與威士忌酒、白蘭地酒、燒酒摻和，紅茶可與蘭姆酒、杜松子酒、威士忌酒、白蘭地酒、桂花陳酒摻和，還可根據個人爱好加入冰塊、糖或奶油。另一種做法是浸酒，將茶葉放入酒中浸大約 1 週，就可飲用。酒會提高茶葉中的保健成分，尤其是脂溶性成分的溶解度，使茶葉的成分變得更容易被吸收。同時，茶酒中酒精含量低，並且茶葉能解酒醉，因此喝茶酒不易醉。雲南的納西族喝一種名爲「龍虎鬥」的茶酒，做法爲：先將茶葉放在小陶罐中烤得焦黃，再加入水煮開，然後將茶水倒入白酒中飲用。「龍虎鬥」在當地被作爲治感冒的良藥。

12.茶飲料　茶飲料是 20 世紀 80 年代出現的茶葉深加工品，基本加工程序爲先將茶葉用水浸取，再調節酸鹼度和茶水風味，並加入抗壞血酸（即維生素C，作爲抗氧化劑，減少茶水的氧化變質），然後加熱裝瓶，密封後殺菌。茶飲料的種類很多，有綠茶、紅茶、烏龍茶等各種類茶飲料，以及果味茶飲料、草藥茶飲料。茶飲料有低熱量、低脂肪、低糖等特點，能滿足現代人們的健康志向和天然志向，同時即開即飲、易於攜帶，適應現在的快節奏生活。因此茶飲料代表了現代飲料的新形象，從 80 年代出現後茶飲料在軟飲料市場所占的份額就一直呈上升趨勢。

㈡**食茶**　飲茶的不足之處是無法攝取不溶於水的成

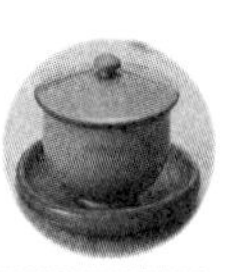

分。茶葉中有許多不溶性成分，其含量高於可溶性成分，其中包括纖維素、蛋白質、脂類、脂溶性維生素、不溶性礦物質等（表 4-1）。而且即便是可溶性成分，沖泡時也不是 100 %被浸出。從喝茶後的茶渣也可看出被丟棄的部分多於被利用的部分。這些沒有被利用的部分包含了很多對身體有益的成分。因此，有時改變一下茶葉的消費方法，用食茶代替飲茶，就能高效地利用茶的保健效果，而且能減少茶渣，減少垃圾，起到保護環境的作用。

表 4-1　茶葉中的可溶性成分與不溶性成分

可溶成分（乾物重%）		不可溶成分（乾物重%）	
茶多酚	20～35	纖維素	30～35
咖啡鹼	2～4	蛋白質	20～30
氨基酸	1～5	脂肪	4～7
可溶性糖	3～5	色素	≥1
維生素B、維生素C、維生素P等		維生素E、F等	
可溶性礦物質（鉀、錳、鋅、氟、硒等）		不溶性礦物質（鈣、鐵等）	
總量	35～47	總量	53～65

食茶雖不如飲茶盛行，但其歷史卻比飲茶悠久。人類利用茶葉就是從食茶開始。最早的方法是生嚼茶鮮葉，此後為烹煮做菜或茶粥。在《晏子春秋》中就有「茗菜」的記載，在《晉書》中有「茗粥」的記載。唐、宋時代，將茶鮮葉蒸軟加工成團茶、餅茶，有龍團鳳餅之稱。飲用時將茶磨成粉末狀沖飲。宋徽宗的《大觀茶論》中就具體地

講到泡茶時需怎樣碾成粉，如何用筅攪拌茶水。這種飲用法其實也是將茶與水攪拌均勻後全部服下，確切地說應屬食茶法的一種。同時從唐朝開始散茶的加工法逐漸完善，到了明代朱元璋下詔「罷造龍團」，茶葉生產以散茶爲主，於是喝茶也在這個歷史變革中逐漸占據主流。

中國唐代及宋代的粉末狀茶沖飲法在當時傳到日本，成了抹茶法，並與日本文化結合逐漸形成日本茶道，一直流傳到今天。中國的一些地區還保留著獨特的食茶法。如基諾族的涼拌茶、布朗族的酸茶、土家族的擂茶等。

如今，由於茶葉的保健成分被一一發現，食茶法又開始受人矚目了。同時技術的進步，如低溫粉碎技術的出現，使茶粉的加工也工業化。市場上的茶葉食品也紛紛上市，品種逐漸增多（表 4-2）。

表 4-2　茶葉食品的種類

糖果類	茶葉奶糖、茶葉酥糖、茶葉口香糖、茶葉潤喉糖、茶葉巧克力、茶葉果凍、茶葉羊羹、茶葉蛋捲
糕點類	茶葉麵包、茶葉三明治、茶葉蛋糕、茶葉餅乾、茶葉米糕
麵類	茶葉麵條、茶葉蕎麥麵、茶葉饅頭、茶葉湯團
豆製品類	茶葉豆腐
奶製品類	茶葉酸奶、茶葉冰淇淋、茶葉布丁
魚、肉製品	茶葉香腸、茶葉肉丸、茶葉魚丸
調味品	茶鹽、茶葉醬、茶葉蛋黃醬、茶葉果醬、茶葉湯料
酒類	茶葉啤酒、茶葉汽酒
茶粉	食用茶粉、超微茶粉、抹茶粉

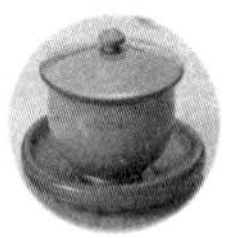

在食品加工中加添加茶葉有以下幾個作用：①增添茶葉的清香，還可去除魚、肉的腥氣；②食品的顏色也變得豐富，添加不同的茶類，如綠茶、烏龍茶、紅茶等，顏色各不相同，能起到天然色素的效果；③食品中有茶葉的清口味，增進食欲；④除了改進色香味以外，還能更好吸收茶葉中的營養成分、保健成分；⑤茶葉的抗氧化作用、殺菌作用使食品容易保存，如同天然食物保鮮劑；⑥茶葉食品從糕點、糖果到麵食、菜餚等，種類繁多，即使不愛喝茶的人也可選擇自己喜歡的形式攝取茶葉。

自己動手做一些茶葉食品也是其樂無窮。大多數茶葉食品的加工程序並不複雜，例如只需在炒菜時加幾片茶葉，或揉麵時加一些茶粉而已，這些舉手之勞便可使食物的色香味不同一般。原料可用茶粉或茶葉。用葉子時可用茶鮮葉，或將成品茶沖泡，使其張開恢復自然形狀後擠乾水分使用。有的茶味道苦澀，須沖泡二三次後再食用，茶湯自然可以飲用，因此這是飲茶、食茶兩不誤。茶粉可用現成的，也可用磨或食品粉碎機將茶葉磨成粉。

1.涼拌茶　這是一種雲南基諾族的傳統食茶法。做法爲將鮮嫩茶葉揉碎，加入切碎的黃果葉、辣椒、大蒜以及適量的鹽，再加少許泉水，拌勻後當菜吃。也可有其他的做法，例如將綠茶泡後擠乾水，與菜油、醬油、炒熟後磨碎的芝麻一起涼拌。也可在涼拌豆腐時加少許茶粉。

2.竹筒酸茶　雲南布朗族的傳統食茶法。在雨季，將茶鮮葉蒸熟後，先在陰暗處放 10 多日，使其發酵。然後將茶塡入竹筒中，將竹筒密封後將竹筒埋入土中，一個月後取出食用。味道如醃菜一樣有酸味。在泰國、緬甸、日本的一些地區也有醃製茶葉的做法。如在日本的德島縣，將茶葉煮後放入桶中，上面壓重物，一週後取出曬乾食用。

3.擂茶　分布在湖南、湖北、四川等地的土家族的擂茶也是非常有特色的食茶法。將茶鮮葉，以及炒熟的花生、芝麻、米等，還有生薑、鹽、胡椒等放在擂缽中，用木棒壓碎成糊狀。然後將壓碎的食物倒到碗中，沖水食用。

4.茶葉炒菜　茶葉的菜餚已不是鮮爲人知的了。有些茶膳已經成爲名菜，如龍井蝦仁、碧螺蝦仁、祁門雞丁、香茗脆皮魚等。將茶葉沖泡後，撈起擠去水，像用一般的蔬菜或薑、蒜似的，與蝦、魚、肉炒在一起。同時將茶汁也倒入鍋中煮。這樣做成的菜不但沒有腥味，而且茶香宜

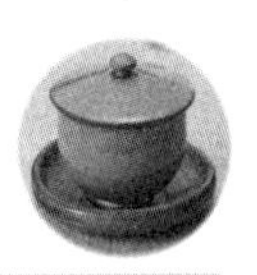

人，味道爽口，同樣，做炒飯時，也可加入茶葉一起炒。還可將切碎的茶葉與碎肉拌在一起做肉丸，或做肉包、燒賣、餃子的餡。

5.**茶葉湯、羹**　在菜湯、肉湯中加幾片嫩茶葉，或在奶油湯中溶進一些茶粉。在做羹時，可將茶粉拌入澱粉中。

6.**茶葉油炒食品**　一種做法是在調油炒食品的麵粉糊時，放少許茶粉。另一種做法是將茶鮮葉或沖泡過的茶葉蘸上麵粉糊油炒。

7.**茶葉粥、飯**　將茶葉5～10克加沸水沖泡後，加大米100克和水煮成粥或飯。也可將沖泡過的茶葉切碎，用鹽醃一下，拌飯吃。

8.**茶葉麵食**　在做麵條、餃子皮、大餅、饅頭、包子等麵類食品時，在麵粉中摻入少量茶粉，可使這些麵類食品有誘人的顏色。如在做麵條時，將大約4％的綠茶粉混入麵粉中，加鹽、加水進行揉麵，便可做成綠色的麵條。在做麵包、蛋糕、餅乾時，可以在麵粉中加一匙綠茶粉或紅茶粉，也可以將成品茶切碎後用，加綠茶做成綠色的糕點，加紅茶做成近似茶色的糕點。

9.茶味奶製品　做法相當簡單，只是在現成的奶製品中加少許茶粉。如將牛奶煮沸，加少許茶粉拌勻，就成奶茶，味道雖與茶湯中加牛奶時的相近，但這種做法可攝取的保健成分更多。其他，可以在酸奶中拌些茶粉，或在奶油冰淇淋中拌些茶粉。

10.茶葉果凍、羊羹　將茶粉與糖、瓊脂一起加熱拌勻後冷卻成型即成茶葉果凍，也可再加牛奶或豆奶，這樣風味會更好。做茶葉羊羹時，先將紅茶與砂糖、紅豆沙（綠茶羊羹用綠豆沙）、飴糖拌勻後，再加瓊脂後冷卻成型。

11.茶葉調味品　在蛋黃醬中加茶粉拌勻，做成茶葉蛋黃醬。在食鹽中加一些茶粉拌勻成茶鹽。做菜時與一般調味品一樣使用。

12.抹茶法　這是日本茶道的做法。抹茶是用碾茶（一種遮蔭栽培的嫩葉綠茶）磨成的非常細微的茶粉，大小為1～20 微米，大部分為 3 微米以下。抹茶的氨基酸含量較高，滋味鮮爽，苦澀味少。泡飲法為：在抹茶粉中加入熱水，用茶筅快速攪拌將茶與水拌勻直至起泡，便可飲用。茶粉與茶湯一起服下，也是有效的食茶法。

食茶中所用的茶一般是比較嫩的。另外磨成茶粉後因和空氣接觸面大，容易陳化受潮，影響風味，尤其是綠茶，不宜久放。所以茶粉最好現磨現用，或者磨後密閉保存，盡量減少茶粉與空氣的接觸，並在短期間內使用。

㈢**茶與水**　水，是茶的載體；離開水，所謂茶色、茶香、茶味便無從體現。因此，明朝的許次紓在其《茶疏》中寫到：「精茗蘊香，借水而發。無水不可與論茶也。」如水質不佳，茶的色香味就被改變、被淹沒；如水質非常適宜，就對茶的色香味的體現起到提高、優化作用。正如明朝張大復在《梅花草堂筆談》中寫的那樣：「茶性必發於水，八分之茶，遇十分之水，茶亦十分矣：八分之水，試十分之茶，茶只八分耳。」可見，水質對茶湯的影響之大，好茶離不開好水。明朝的張源在《茶錄》中對茶與水的關係形像地比喻爲：「茶者水之神。水者茶之體。」因此，擇水理所當然地成爲飲茶藝術中的一個重要組成部分。

1.古人論水質　古代茶人知道泡茶時水的重要性，因此非常重視水的質量。自從唐朝陸羽在《茶經》談到了各種水源的優劣後，許多有關水質的專門著述先後湧出。其中著名的有唐朝張又新《煎茶水記》，宋朝歐陽修的《大明水記》，明朝徐獻忠的《水品》、田藝衡的《煮泉小品》，清朝湯蠹仙的《泉譜》等。並且許多茶學專著中也都談到品水、擇水。

古人評水，主要從水質和水味兩方面給與評價。好水的水質須清、活、輕，水味須甘、冽。

清，是對濁而言，要求水澄之無垢，攪之不渾。飲用水應當質地潔淨，否則其衛生狀況值得懷疑。而烹茶用水更需要澄澈無垢，清明不淆。因爲水質清而無雜質，才能顯出茶湯本色。田藝衡說水之清，是「朗也，靜也，澄水之貌」。宋代盛行的鬥茶首先以水的清潔作爲鬥茶贏輸的第一標準。古人創造多種方法以得到「清」水。如陸羽《茶經》中所列的茶具有漉水囊，是飲茶煎水前用來過濾水中雜質的；田藝衡的方法是「移水取石子置瓶中，雖養其味，亦可澄水，令之不淆。」清，是茶人對飲茶用水的最基本要求，首先要水質清澈純潔，其次才考慮水質和水味的活、輕、甘、冽。

煎茶用水要鮮活，活者即流動者，有源有流，不是靜止的死水。死水是各種細菌容易繁殖的地方，不能食用。古人對此也有清楚而深刻的認識，宋代唐庚的《鬥茶記》

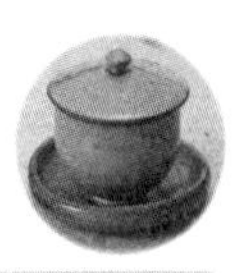

寫道：「水不問江井，要之貴活。」明代張源在《茶錄》中也指出：「流動者愈於安靜。」水雖貴活，但「波濤湍急、瀑布飛泉。或舟楫多處」的「過激水」，則因其「苦濁不堪」〔註一〕，也不適於用做烹茶之水。

水之輕、重，則類似今人所說的軟水、硬水。硬水中含有較多的鈣、鎂離子和鐵、鹽等礦物質，能增加水的重量。用硬水泡茶，茶葉中的茶多酚會與金屬離子絡合產生沉澱，使茶湯變渾，茶味變淡。古人雖無法測量水中礦物質離子的濃度，但他們有測試水質的輕重的巧妙方法。「不可一日無茶」的乾隆皇帝就別有一番見解，他曾遊歷南北名山大川，每次出行帶上特製銀質小斗，到處稱量水的重量。最後得的結果是北京西郊玉泉山西南麓的泉水的水質最輕，此後依次爲濟南之珍珠泉、揚子江金山泉、無錫惠山泉和杭州虎跑等。乾隆以輕重爲首要標準，將玉泉山的泉水列爲天下第一泉。

甘，即甘香。宋・蔡襄在《茶錄》中說：「水泉不甘，能損茶味。」明・屠隆在《茶說》中說：「泉惟香甘，故能養人。」

〔註一〕明・許次紓：《茶疏》。

冽，即寒。明・田藝衡在《煮泉小品》中說：「泉不難於清而難於寒。」泉甘而能冽，證明該泉係從地表之深層沁出，所以水質特好。溫泉或「半溫半冷者，食之有害。」〔註一〕因爲其「下生硫礦」。因此並不是所有泉水都能飲用，如溫泉等硫礦礦泉水則無飲用價值。

2.古人論水源　古人總結出烹茶用水要清、活、輕、甘、冽，但究竟哪裏的水更適宜泡茶？關於這個問題，唐代茶聖陸羽經過考察研究，在《茶經》中進行了詳細論證：「其水，用山水上，江水中，井水下。其山水，揀乳泉、石池漫流者上。其瀑湧湍漱，勿食之，久食，令人有頸疾。又多別流於山谷者，澄浸不泄，自火滅至霜郊以前，或潛龍畜毒於其間，飲者可決之。以流其惡，使新泉涓涓然酌之。其江水，取去人遠者。井，取汲多者。」陸羽總結的對水的要求，首先是注重活水，並以山中乳泉、池中清流爲佳；而溝谷之中，水流不暢，又在熱天，有各種毒蟲或細菌繁殖，不易飲用；江水須遠離市井，以保證少受污染；井水要選經常被人使用的，即也是要求其活。

中國山水資源豐富，其中比較著名的就有百餘處之多。

〔註一〕明・屠隆：《茶說》。

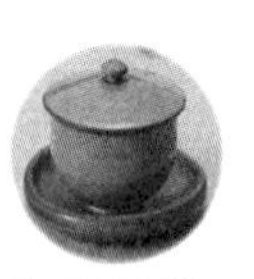

唐代張又新在《煎茶水記》中談到劉伯芻將宜茶之水排位爲「揚子江南零水，第一。無錫惠山泉水，第二。蘇州虎丘寺泉水，第三。」陸羽品了二十多處水源，認爲「廬山康王泉第一，無錫惠山泉第二」。乾隆皇帝則稱京西玉泉山的泉水爲天下第一泉，無錫惠山泉第二。

各個水源相去甚遠，又有許多在深山老林、人煙稀少之處。古人靠步行或坐馬車等去探尋水源，其艱辛程度以及所耗時間之長，可以想像，所以不可能一一去品嚐。而且野外水源的水質常隨季節、天氣而變。因此給各個水源排位時，不同的人有不同的見解。而無錫惠山泉竟能穩坐第二泉的位子，因而它比第一泉名聲更大。蘇東坡非常鍾愛惠山泉，曾「獨攜天上小團月，來試人間第二泉」。唐代宰相李德裕爲了用惠山泉泡茶，曾動用驛傳晝夜兼程將泉水從無錫運到長安（現在的西安）。唐代詩人皮日休將此與貴妃吃荔枝的事作詩諷刺：

丞相常思煮茗時，郡侯催發只憂遲。

吳關去國三千里，莫笑楊妃愛荔枝。

20 世紀前期，又有民間藝術家阿炳作了經久不衰的名曲「二泉映月」，這使惠山泉的知名度愈加高了。

除了上述的南零水、惠山泉、康王泉、虎丘泉、玉泉之外，受到古人高度評價的泉水還有杭州虎跑泉、濟南趵突泉、揚州大明寺水、廬山三疊泉、廬山招隱泉、長興顧渚山金沙泉等，湖水有紹興鑒湖水等，井水有北京故宮的大庖井、長沙白沙井等，江水有吳淞江水、富春江嚴子陵釣台附近的水。

古人在尋訪各地名水的同時，還講究用天水。明代的熊明遇寫道：「烹茶，水之功居大。無泉則用天水。秋雨爲上，梅雨次之。……雪水五谷之精也。」唐代詩人白居易曾「融雪煎香茗」。《紅樓夢》中描述的大觀園中泡茶用前一年收藏的雨水，櫳翠庵的妙玉用雪水烹茶，而且用的是 5 年前從梅花上收集後，一直埋在地下的雪水。

3.名茶與名水的天然組合　「有名山則有佳茶」，「有名山必有佳泉」〔註一〕。許多產茶勝地有好水相伴，名茶與名水有不解之緣。例如，龍井茶與虎跑水爲杭州雙絕，明代高濂稱：「西湖之泉，以虎跑爲最，兩山之茶，以龍井爲佳」〔註二〕，龍井茶配虎跑水清香馥郁、鮮醇爽

〔註一〕明・許次紓：《茶疏》。
〔註二〕《四時幽賞綠》。

口，一直是膾炙人口的最佳組合；浙江省景寧縣的惠明茶與南水泉同在惠明寺邊，用南泉之水泡惠明之茶，是「一杯淡，二杯鮮，三杯甘醇，四杯韻猶存」；浙江省樂清縣的雁蕩茶與龍湫泉也是自古聞名的天然組合，清朝的陳朝酆曾留詩讚道：「雁山峰頂露芽鮮，合與龍湫水共煎，相國當年饒雅興，願從此處種茶田。」江西省九江市的廬山不但有雲霧茶，而且還有陸羽排的天下第一泉與第六泉，名茶名水相得益彰；九龍茶和龍泉水是江西省安源縣的雙絕。此外湖北省隆中茶與龍洞泉水，廣西桂林的西山茶與乳泉水等也是久享盛名的好茶好水。

4.水質的各項指標與茶的關係　古人評水是透過感官審評，如今人們以科學為依據提出了各項水質標準。

首先作為好水要達到的主要指標為：

(1)感官指標。色度不超過 15 度，即無異色；渾濁度不超過 5 度，即水呈透明狀，不渾濁；無異常的氣味和味道，不含有肉眼可見物。使人有清潔感。

(2)化學指標。pH為 6.5～8.5。茶湯水色對pH相當敏感。pH降至 6 以下時，水的酸性太大，湯色變淡；pH高於 7.5 呈鹼性時，茶湯變黑。

(3)水的總硬度不高於25度。水的硬度是反應水中礦物質含量的指標，通常1度表示1升水含10毫克氧化鈣。0～8度爲軟水，10度以上爲硬水。水的硬度，分碳酸鹽硬度及非碳酸鹽硬度兩種，前者在煮沸時產生碳酸鈣、碳酸鎂等的沉澱而從水中析出，因此煮沸後水的硬度會改變，故亦稱暫時硬度，這種水稱「暫時硬水」；後者在煮沸時無沉澱產生，水的硬度不變，故亦稱永久硬度，這種水爲「永久硬水」。

水的硬度會影響茶葉成分的浸出率。軟水中溶質含量較少，茶葉成分的浸出率高；硬水中礦物質含量高，茶葉成分的浸出率低。尤其是當水的硬度爲30以上，茶葉中的茶多酚等成分的浸出率就會明顯下降。並且硬度大也就是水中鈣、鎂等礦物質含量高，還會引起茶多酚、咖啡鹼會沉澱，造成茶湯變渾、茶味變淡。各類茶中綠茶的風味最易受水質的影響，因爲綠茶的湯色較淺，並且綠茶中茶多酚含量較高。要泡好綠茶最好用硬度爲3～8度的水。日本水質較軟，大部分地方的水的硬度爲7～8度，沖泡的綠茶滋味鮮爽，湯色亮綠，因此日本人偏愛綠茶。而歐洲國家的水質變硬，很多地方高於20度，泡綠茶時湯色爲黑褐

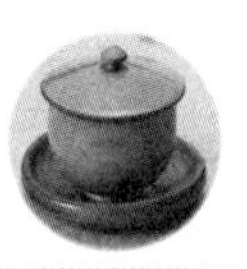

色，且滋味不正常，因此那裏的綠茶不如紅茶、咖啡普及。

現在自來水的硬度一般不超過 25 度。在自然界中，雨水、雪水等天水本是地上水分蒸發而形成的，純度較高，硬度低，屬於軟水；泉水、江水等在石間土中流動，溶入了多種礦物質，硬度高，但多爲暫時硬水，煮沸後硬度下降。

(4)水中氯離子濃度不超過 0.5mg/L。否則有不良氣味，茶的香氣會受到很大影響。水中氯離子多時，可先積水放一夜，然後燒水時保持沸騰 2～3 分鐘。

(5)水中的氯化鈉濃度應在 200mg/L以下，否則鹹味明顯，對茶湯的滋味有干擾。

(6)鐵濃度不超過 0.3mg/L、錳不超過 0.1mg/L。否則茶葉湯色變黑，甚至水面浮起一層「鏽油」。

同時，作爲飲用水所必須達到的安全指標爲：

微生物學指標：水遭到微生物污染，就可造成傳染病的爆發。理想的飲用水不應含有已知致病微生物。生活飲用水的微生物指標爲細菌總數在 1 毫升水中不得超過 100 個，大腸桿菌群在 1 升水中不超過 3 個。

毒理學指標：生活用水中如含有化學物質，長期接觸會引起健康問題，特別是蓄積性毒物和致癌物質的危害。生活飲用水的衛生標準中，包括15項化學物質指標，如氟化物、氰化物、砷、硒、汞、鎘、鉻（6價）、鉛、銀、硝酸鹽、氯仿、四氯化碳、滴滴涕、六六六等。這些物質不得超過規定濃度。

古人喝江水，以遠離人煙的江水爲上好的泡茶之水；古人喝山上的泉水，用乳泉之水泡茶；古人喝井水，取人常用之井的水泡茶；古人喝天水，用隔年的雨水、雪水泡茶。

而現在，城市的擴大使人們離這些自然的水源愈來愈遠，同時古人未嘗試過的自來水愈來愈深入人們的生活。如今的自來水已達到上述的各項指標，比較適於泡茶。也可透過下述方法得到更理想的泡茶用水。

煮沸自來水：自來水沸騰後開蓋繼續煮2～3分鐘，不僅能有效地去除氯味，而且能殺菌。煮沸時水中的一些礦物質會產生沉澱析出，使水的硬度降低。

安裝合適的家用淨水器：過濾的材料爲顆粒或粉狀的活性炭的淨水器能除去包括三鹵甲烷的多種有氣味、有色

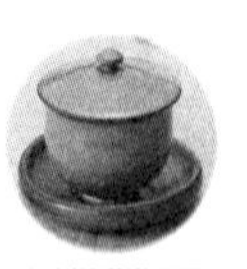

物質。活性炭加過濾膜的淨水器還可除鐵鏽、微生物、渾濁物等。過了淨水器的水因其中的氯已被除去，無殺菌力，容易繁殖細菌，所以應盡快使用。

選用合適的自然水：附近有好泉水、溪水的話，則可體驗一下古人泡茶的感覺。現在有多種礦泉水出售，可選用硬度合適的來泡茶。至於天水，由於空氣污染日益嚴重，降水也會受到污染，越來越不適於飲用。

5.泡茶水溫、時間　好水、好茶是泡好茶的必要條件，但不是充分條件。要泡好茶，還要掌握水溫、沖泡時間等。

茶葉中的各種成分的溶解速度、溶解度隨水溫的改變而改變。組成茶香的香氣物質共有 700 餘種。這些物質在茶葉沖泡過程中揮發出來，其速度與溫度成正比，水溫高時揮發得多而快，水溫低時發揮得少而慢。所以茶湯的香氣隨水溫的升高而增強。

但滋味成分就比較複雜。茶湯的滋味由多種成分組成，主要有苦澀味的茶多酚、苦味的咖啡鹼、鮮爽味的氨基酸、甜味的糖類等幾大類（表 4-3）。其中茶多酚占有主導地位，其次爲咖啡鹼、氨基酸，再加上其他各種呈味物質的配比，就出現了茶湯的濃淡、清鮮、醇和、甜爽等滋味。

茶湯中這些成分的濃度，以及各成分之間的比例、主次關係對茶湯的滋味起到決定性作用。由於不同水溫下各個滋味成分的溶解速度各不相同（圖 4-2），出現主次之分，所以水溫對茶湯滋味影響很大。

(1)咖啡鹼的溶解速度在 40°C到 100°C隨水溫的上升而迅速上升，尤其當水溫在 80°C以上時在 2 分鐘左右就基本溶出。

(2)茶多酚的水溶性較差。在 80°C以下不易溶於水。要用 95°C的熱水泡 6 分鐘，才能溶出 90 %以上的茶多酚。

(3)氨基酸非常易溶於水，即使在 40°C的低溫時，只要沖泡時間足夠，就能大量溶出。在 60°C沖泡 6 分鐘以上能基本都溶出。在高溫時，會與糖類發生美拉德反應，反而使其在茶湯中的含量減少。日本綠茶中氨基酸含量較高，在日本有用冷水泡茶的做法，這樣的茶湯非常鮮爽，無苦澀味。

(4)水溶性糖的溶出量隨溫度、時間變化不大。

表 4-3　茶湯中的主要滋味成分

成　　分	滋　　味	閾值（mg/100mL）
多酚類		
EC	苦味	60
EGC	苦味	35
ECG	澀味、苦味	20,50
EGCG	澀味、苦味	30,60
其他	苦澀味	
氨基酸		
茶氨酸	鮮爽味、甜味	150
谷氨酸	鮮爽味、酸味	5
天門冬氨酸	酸味	3
精氨酸	苦味、甜味	10
丙氨酸	甜味	60
絲氨酸	鮮爽味、甜味	150
其他	鮮爽味、甜味、苦味	
咖啡鹼	苦味	20
可溶性糖類		
蔗糖	甜味	100
葡萄糖	甜味	135,200
有機酸	酸味	
維生素C	酸味	

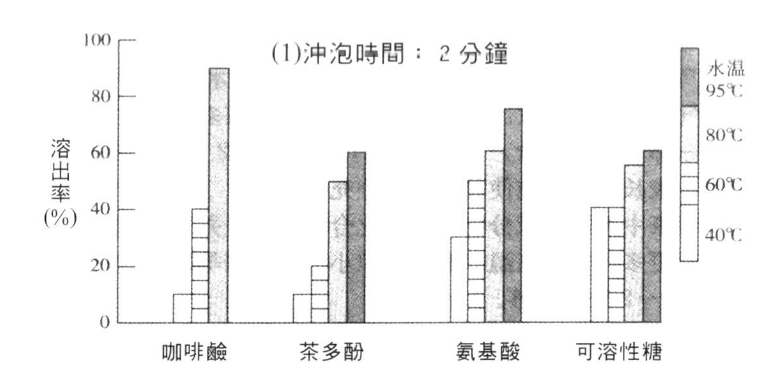

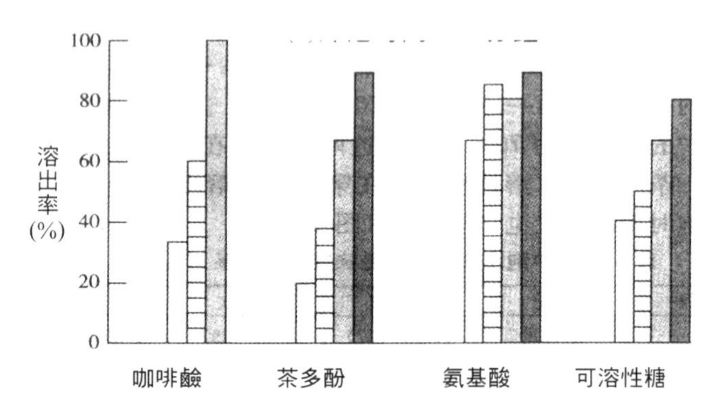

圖 4-2　綠茶沖泡中各成分隨水溫、沖泡時間的變化

綜上所述，水溫低時，主要滋味成分爲氨基酸、水溶性糖等；水溫高、沖泡時間長時，咖啡鹼、茶多酚也大量溶出。各種茶類中滋味成分含量不同，水溫、沖泡時間也須因茶而異。

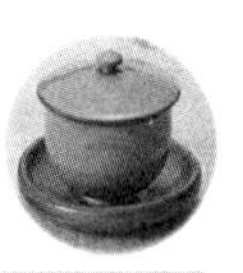

一般，高級綠茶的葉子較嫩，各種成分容易溶出，並且葉中氨基酸、茶多酚等含量高，沖泡只需較低的水溫，水溫高於 85°C時，茶湯中茶多酚、咖啡鹼濃度劇增，茶湯苦澀味加強，並且嫩葉會被燙熟，因此高級綠茶可用 80°C左右的水沖泡，這樣可使各種滋味成分調和。

烏龍茶注重香氣，則需要 95°C以上的高水溫，這樣才能使香氣成分充分發揮出來。並且烏龍茶中的茶多酚在發酵過程中，一部分氧化聚合，其含量只有綠茶的1/2～1/3，因此要高溫、較長時間沖泡使其滋味成分充分溶出。

紅茶中的香氣成分中高沸點化合物較多，並且氧化聚合的茶多酚更多，也須高溫沖泡。顆粒小的紅碎茶等沖泡時間不需很長，1～2 分鐘足夠。

6.沖泡次數　一般茶葉在第一次沖泡時，其可溶性成分的 50 %以上被溶出，第二次沖泡時浸出約 30 %，第三次沖泡時浸出約 10 %，到第四次已沒有味道了（表4-4）。其中，水溶性大的氨基酸在第一泡中溶出 70 %～90 %，其次是咖啡鹼，第一泡中的溶出率為 70 %以上，這兩個成分在第三泡時都所剩無幾。茶多酚的水溶性較差，在第一泡中溶出約 50 %，但在第三泡時溶出的量也非常少了（圖 4-3）。

表 4-4　沖泡次數與茶湯滋味成分的關係（%）

茶葉品種	成　　分	第 1 次	第 2 次	第 3 次
杭炒青	茶多酚	10.89(57)	5.63(29)	2.49(13)
	咖啡鹼	2.67(75)	0.82(23)	0.089(2)
	氨基酸	1.64(91)	0.15(8)	0.009(1)
	水浸出物	24.06(71)	7.78(23)	2.14(6)
龍井茶	茶多酚	8.13(50)	5.14(32)	3.04(18)
	氨基酸	1.88(71)	0.61(23)	0.15(6)
	水浸出物	16.45(54)	9.04(30)	4.91(16)

注：括號中為各次沖泡時溶出量佔總量的百分率。

茶葉中的其他成分也是如此。如維生素、礦物質等營養成分主要在第一、第二泡中浸出，這兩次的溶出量約占總量的 90 %（表 4-5）。並且在第三泡時茶湯的湯色、香氣都明顯下降。因此，不管從風味，還是從保健成分的吸收方面考慮，都是以三次沖泡為宜。

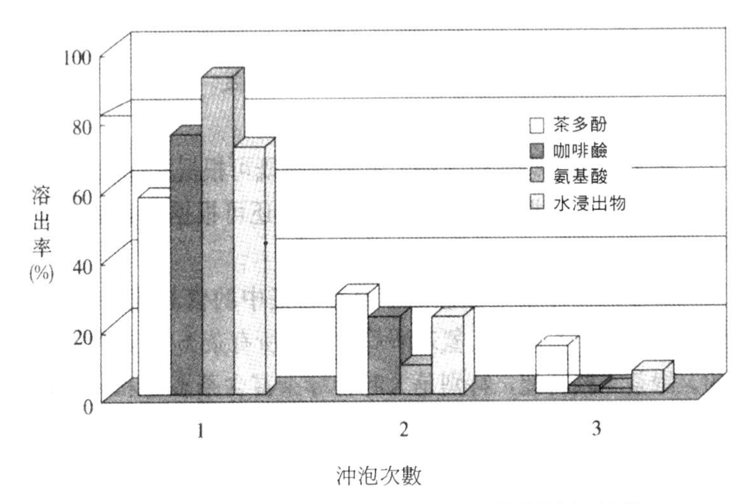

圖 4-3 各成分的溶出率與沖泡次數的關係（以杭炒青爲例）

四、不同茶類的適飲性

茶類不同，茶性也不同，家庭購茶既可根據家庭成員的個人喜好，也可根據各成員的身體狀況，還可根據所屬的季節，結合不同的茶性，選購不同的茶類。

一般認爲綠茶是涼性的，而且綠茶中的營養成分如維生素、葉綠素、茶多酚、氨基酸等物質是所有茶類中含量最豐富的。綠茶味較苦澀，特別是大葉種綠茶富含茶多酚和咖啡鹼，對胃有一定的刺激性，腸胃較弱的人應少喝或沖泡時茶少水多，使滋味稍淡而減少刺激性。在炎熱的夏

表 4-5　沖泡次數與茶湯營養成分的關係（%）

（各次沖泡時溶出量佔總量的百分率）

成　　分	第 1 次	第 2 次	第 3 次
維生素B_1	57～65	20～22	11～14
維生素B_2	70～80	20～29	4～8
維生素C	80～85	10～12	3～5
磷	75～77	17～19	3～5
鉀	65～71	20～24	5～7
鈣	50～55	28～32	18～21
鎂	75～80	15～19	4～5
錳	77～82	16～20	1～2

季，可以泡上一杯清清的、綠綠的綠茶，使人彷彿來到清涼的綠草地，置身在綠意盎然的春季，暑意頓消。

紅茶被認爲是熱性的，對於腸胃較弱的人，可以選用紅茶，特別是小葉種紅茶，滋味甜醇，無刺激性。如果選擇大葉種紅茶，茶味較濃，可在茶湯中加入牛奶和紅糖，有暖胃和增加能量的作用。在寒冷的冬季，泡上一杯香甜紅艷的紅茶，會使整個房間都沐上一層暖融融的光，再是冰天雪地，也猶如陽光燦爛。

花茶較適宜婦女飲用，它有疏肝解鬱、理氣調經的功效。如茉莉花茶有助於產婦順利分娩，玳玳花茶有調經理氣的功效，婦女在經期前後和更年期，性情煩躁，飲用花茶可減緩這些症狀。

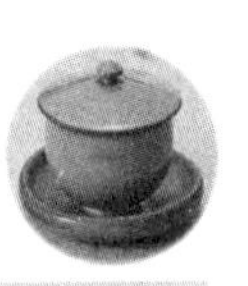

白茶的茶性清涼，過去在東北農村常用白茶燉冰糖來降火去燥，治療牙疼、便秘等疾病。因東北地區到了冬天氣溫特別寒冷，人們整天蟄居在熱坑上，飲食中又缺少新鮮蔬菜，極易上火。另外白茶加工中未經炒、揉，任其自然風乾，茶中多糖類物質基本未被破壞，是所有茶類中茶多糖含量最高的，而茶多糖對治療糖尿病有一定的功效，因而糖尿病患者最適合飲用的是白茶，喝時應注意用涼開水長時間浸泡（7～8 個小時），於清晨和晚上喝，不能用開水沖泡，以免高溫破壞茶多糖。

烏龍茶有降血脂、降低膽固醇、防止血管硬化及減肥功效，且有特別強的提神效果。好的烏龍茶香氣馥郁芬芳，滋味醇厚甘滑，飲後齒頰生津，餘韻裊裊，可於三兩好友相聚時，酒足飯飽後，泡上一壺上好的烏龍茶，品其眞韻，體會人生的樂趣；也可於靜夜苦讀時，泡上一杯濃香型的武夷岩茶，既提神醒腦，又解除讀書的疲乏，還可品出別樣的茶趣——猶如置身於秋日艷陽下，金黃色的花果園中，聞嗅著成熟的果香，體會收穫的喜悅。

黑茶加工中因經過後發酵工序，茶性更溫潤，去油膩、分解脂肪、降血脂功效更顯著，平常飲食結構以肉製品爲主的消費者可選擇黑茶類，如湖南的茯磚茶、湖北的青磚茶、米磚茶或雲南的緊壓茶、普洱茶等等。

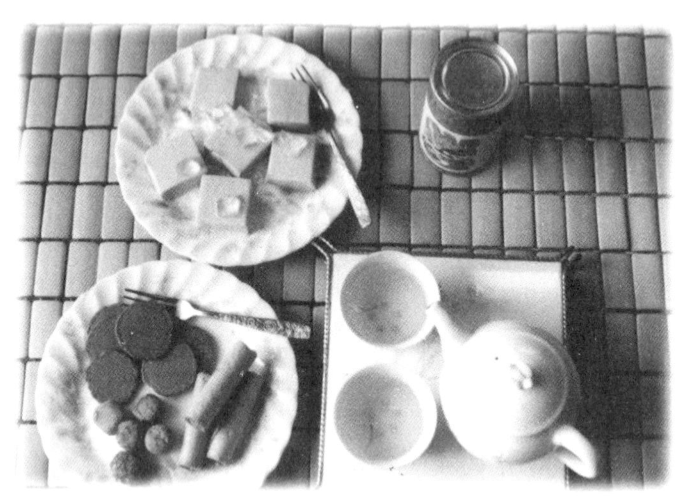

與茶相伴的茶點

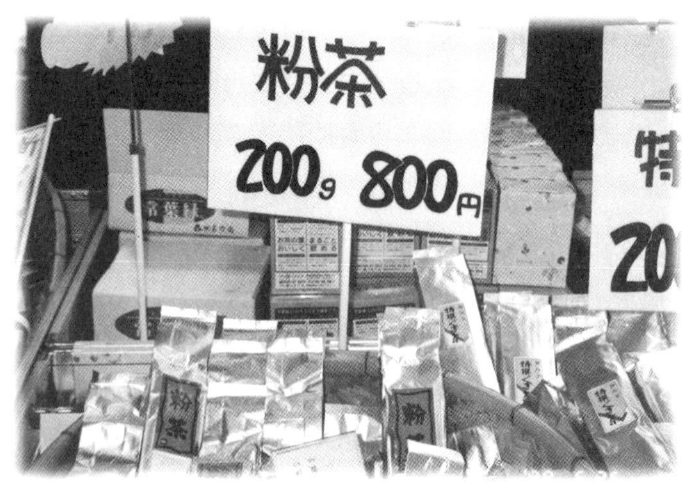

吃茶更到位——茶粉在日本興起

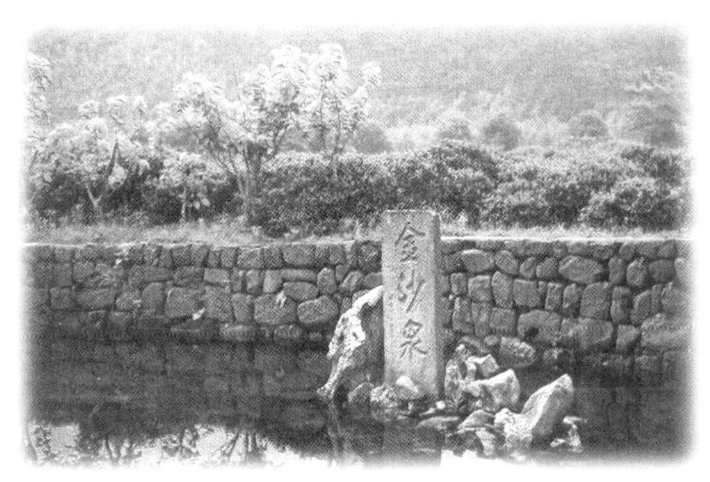

金沙泉（浙江）（圖片來源：中國－茶的故鄉）

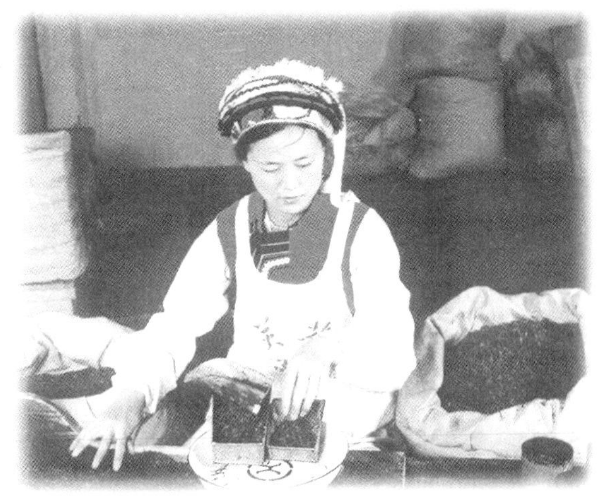

雲南省沱茶加工（圖片來源：中國－茶的故鄉）

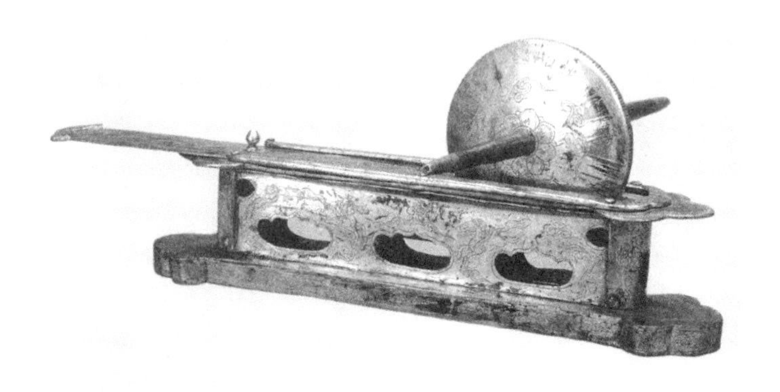

鎏金天馬流雲紋銀茶碾子（圖片來源：法門寺博物館）

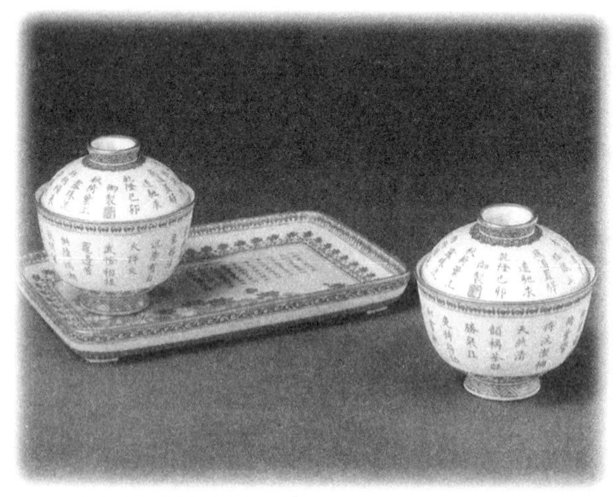

清乾隆御製詩款之茶具（圖片來源：中國－茶的故鄉）

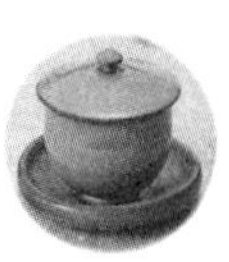

第五章
病患者飲茶的注意事項

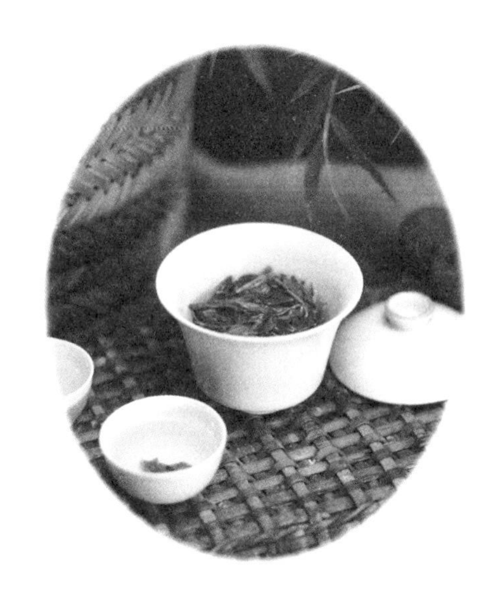

㈠茶與服藥

一般不主張用茶水服藥，尤其是中草藥中的土茯苓、威靈仙、麻黃、黃連、人參、鈎藤等及西藥中含有鐵、鈣、鋁等成分及蛋白類的酶製劑和微生物類的藥品都不宜用茶水服用。這些藥的成分可能會因茶葉中的多酚類等與之沉澱、結合而降低藥效，也可能產生不良的作用。同時因茶葉含有咖啡鹼等興奮作用的生物鹼也不宜與安神、止咳、止哮喘、助眠等類起鎮靜作用的藥類同服，以免抵消或降低藥效。上述的藥類至少在服藥後 2 小時才可飲茶。其他如維生素類、興奮劑及降血糖、降血脂、利尿藥及提高白血球等的藥則可以用茶水服用。

㈡茶與神經衰弱患者

一般來說神經衰弱者不宜喝高級名優茶，尤其是大葉種（如雲南、海南、廣東等產）的中、高檔茶，尤其是這些茶的濃茶，因為這些茶含有咖啡鹼的量大，興奮強度大、持久，會影響神經衰弱者的精神自我調控和睡眠時間及質量。當然也可以將上述茶的第一泡（一般茶葉中咖啡因在沸水沖泡3～5分鐘後可浸出60％以上）茶讓別人喝，自己喝二泡、三泡茶。一般有神經衰弱症的患者最好是喝中、低檔的茶和淡茶，而且是早晨喝茶，不要在下午或睡前 4～5 小時左右喝茶，以免影響睡眠。

㈢茶與消化系統患者

茶葉中的多酚類等會與空腹狀態下的胃酸及消化道的黏膜等發生作用，使胃受到損傷，所以消化系統患者，不

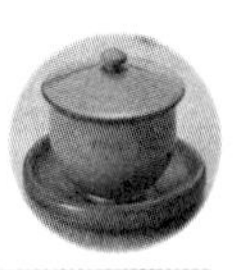

要在空腹時喝茶，尤其是不喝濃茶和剛採製不足一週的新茶，這種茶特別的傷胃，而且不要喝高檔的名優茶或大葉種等含多酚類豐富的茶，宜飲用大衆茶（即中、低檔的茶）尤其是紅茶、烏龍茶及磚茶等，且以熱飲、溫飲爲妥。

㈣茶與心血管病患者

心血管病及心臟、腎功能不全的患者，一般不宜喝高檔茶，尤其是大葉種等咖啡因及多酚類含量高的茶，也不宜喝濃茶及剛炒製不足一週的新茶，一次飲用量也不宜過多，以免增加心臟和腎臟的負擔。一般以中、低檔的茶爲宜，而且要淡飲，每次適量的飲，但持久的飲用，這樣可利於心血管病的改善，降低血脂、膽固醇，增進血液抗凝固性，增加毛細血管的彈性，而且一般認爲保管好品質正常的隔年陳茶或中、低檔的綠茶、紅茶及烏龍茶爲好。

㈤茶與糖尿病患者

飲茶可有效地降低患者的血糖，尤其是茶鮮葉採後經自然風乾而不經任何加熱等特殊加工的茶及白茶等。而且可適量增加飲茶量，並注意沖泡時要用沸後冷卻低於 50°C 的開水，充分浸泡後飲用，如能堅持 3 個月以上，一般會有降低血糖的作用。

㈥茶與缺鐵性貧血患者及孕婦

一般缺鐵性貧血患者及孕婦，不宜喝濃茶及多酚類、咖啡因含量高的名優茶及大葉種的高檔茶，易引起缺鐵性貧血症狀的加劇及孕婦的正常體能。因此宜喝淡茶和適量飲茶，並盡可能喝大衆茶及低檔茶爲宜。

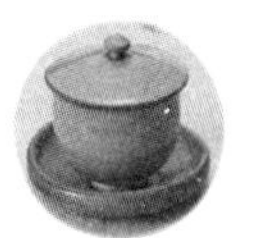

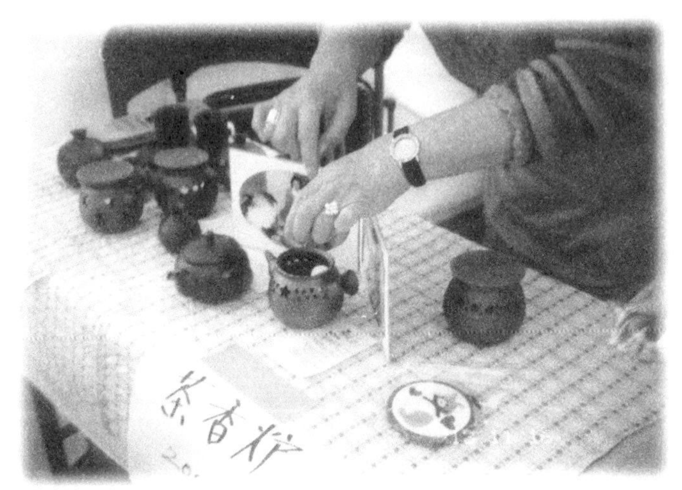

以茶爲樂的新作——將茶在小爐中點燃，享受茶香之趣

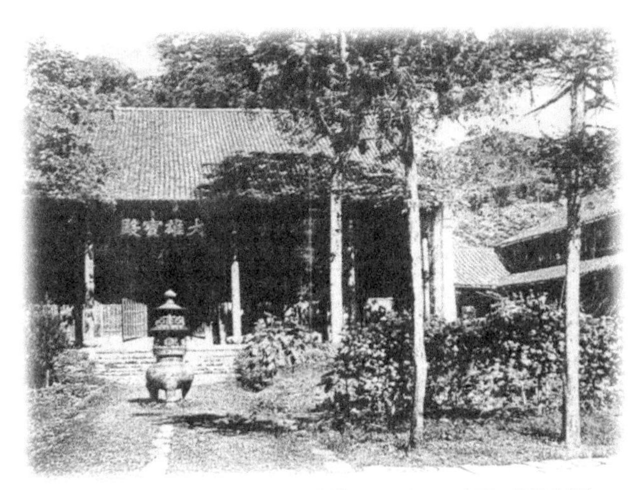

宋朝徑山寺（現已毀）舉行過茶道（圖片來源：中國－茶的故鄉）

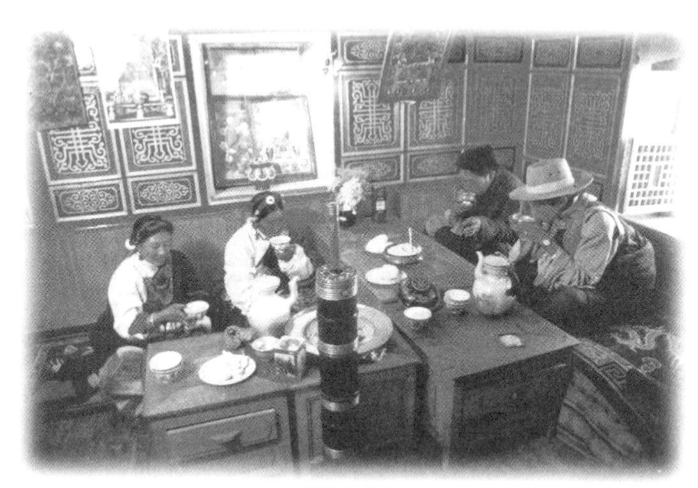

藏族小茶室

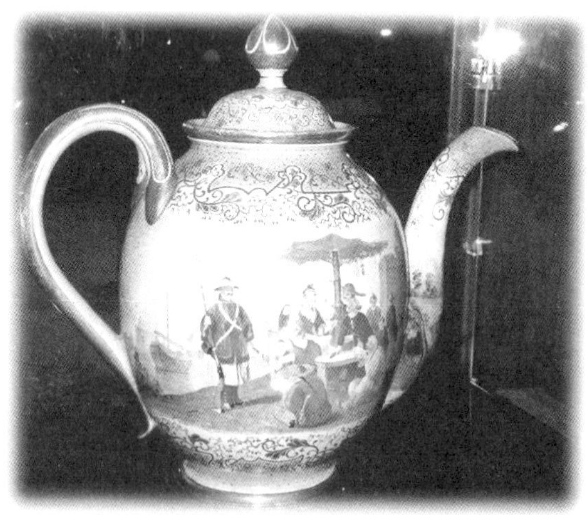

世界最大茶壺(高 1 米，周長 2 米，重 27 公斤，沖茶葉 2.3 公斤，泡茶 1220 杯)
（圖片來源：中國－茶的故鄉）

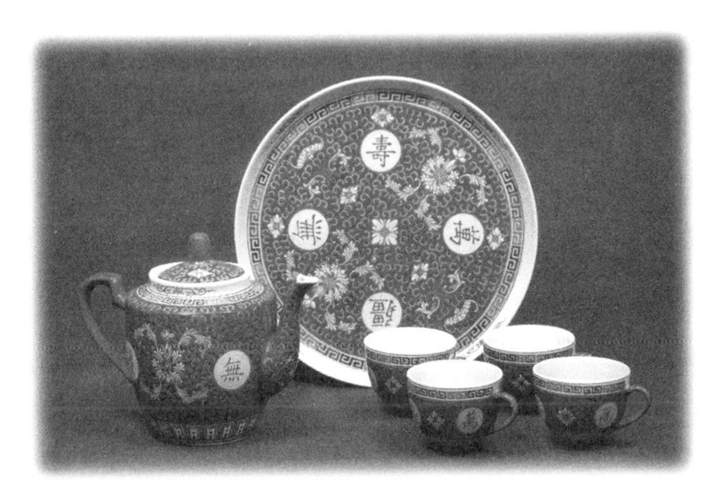

江西景德鎮瓷器（圖片來源：中國－茶的故鄉）

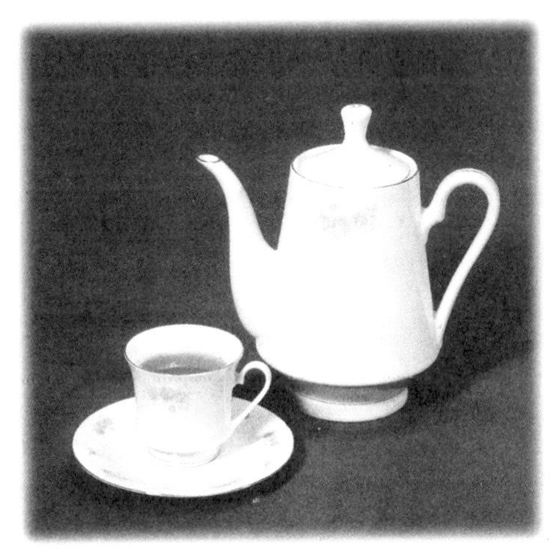

新式造型白釉茶具（圖片來源：中國－茶的故鄉）

參考文獻

⑴陳椽・茶藥學・北京：中國展望出版社，1987

⑵陳椽・茶葉通史・北京：農業出版社，1984

⑶陳祖槼、朱自振編・中國茶葉歷史資料選輯・北京：農業出版社，1981

⑷陳宗懋主編・中國茶葉大辭典・北京：中國輕工出版社，2000

⑸程啓坤，陳宗懋・飲茶與健康・中國農業科技出版社，1994

⑹陳宗懋主編・中國茶經・上海：上海文化出版社，1992

⑺陸松侯，施兆鵬主編・茶葉審評與檢驗（第三版）・北京：中國農業出版社，2001

⑻阮浩耕等點校注釋・中國古代茶葉全書・浙江：浙江攝影出版社，1994

⑼林治編著・中國茶道・北京：中華工商聯合出版社，2000

⑽黃志根主編・中華茶文化・浙江：浙江大學出版社，2000

⑾黨毅編著・飲茶與養生400問・北京：中國醫學科技出版社，1995

⑿'98上海茶與抗癌學術研討會論文集

⒀呂維新・唐代茶業經濟發展史略・中國茶葉加工・1994(2)

⒁呂維新・宋代茶業經濟史略・中國茶葉加工・1995(3)～(4)

⒂呂維新・元明時期茶業經濟發展史略・中國茶葉加工・1996(4); 1997(1)

⒃錢時霖・我國古代區的茶稅、榷茶和茶法・中國茶葉加工・1995(1)～(2)

⒄陳宗懋・茶對人體的生理調節機能・茶葉文摘・1993(6);1994 (1)

⒅胡秀芳等・茶多酚對皮膚的保護與治療作用・福建茶葉・2000 (2)

⒆陳修喜・食品工業科技・1996(5)8～10

⒇謝燮清・碧螺春茶的品質特徵與審評方法・中國茶葉加工，2001(2)

(21)李宗恒，陳郁榕，黃淑惠・閩南烏龍茶毛茶品質特點和審評方法・中國茶葉加工，2001(1)

(22)GB/T14487-93　茶葉感官審評術語

(23)GB/T9833.1-88　緊壓茶　花磚茶

(24)GB/T9833.2-88　緊壓茶　黑磚茶

⑵GB/T9833.3-88　緊壓茶　茯磚茶

⑵GB/T9833.4-89　緊壓茶　康磚茶

⑵GB/T9833.5-89　緊壓茶　沱茶

⑵GB/T9833.6-89　緊壓茶　緊茶

⑵GB/T9833.7-89　緊壓茶　金尖茶

⑶GB/T9833.8-93　緊壓茶　米磚茶

⑶GB/T9833.9-93　緊壓茶　青磚茶

⑶GB/T14456-93　綠茶

⑶GB/T9172-88　花茶級型坯

⑶GB/T13738.1-1997　第一套紅碎茶

⑶GB/T13738.2-1997　第二套紅碎茶

⑶GB/T13738.4-1997　第四套紅碎茶

⑶WMB48-81(1)　茶葉品質規格

⑶SB/T10167-1993　祁門工夫紅茶

⑶SB/T10168-1993　閩烘青綠茶

⑷GH016-1994　屯、婺、遂、舒、杭、溫、平七套粗青綠茶

⑷SB/T10157-1993　茶葉感官審評方法

⑷日本テイーイストテクター會編，おンじ紅茶，大泉書店，1995

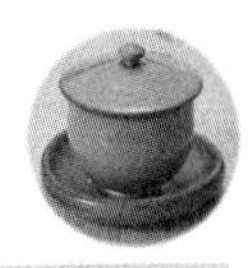

(43)大森正司編・綠茶まるごと健康法・マキノ出版，1997

(44)藤森進，加藤由紀子，石內智子・綠茶兒茶素對健康的珍貴作用・二見書房，1998

(45)靜岡縣お茶と水研究會編・茶與水，2001

(46)山西貞・茶的科學・裳華方，1992

(47)靜岡縣茶業會議所編・新茶葉全書，1988

國家圖書館出版品預行編目資料

就是要這樣喝茶才健康／駱少君.呂毅等著.
第一版－－ 台北市：宇河文化出版；
紅螞蟻圖書發行，2004〔民93〕
面　　公分，－－(茶風系列；12)
ISBN 957-659-449-9 (平裝)

1.食物治療 2.茶
418.914　　93012734

茶風系列 12
就是要這樣喝茶才健康
作　　者／駱少君.呂毅 等
發 行 人／賴秀珍
榮譽總監／張錦基
總 編 輯／何南輝
文字編輯／林芊玲
美術編輯／詹立卉
出　　版／宇河文化出版有限公司
發　　行／紅螞蟻圖書有限公司
地　　址／台北市內湖區舊宗路二段121巷28號4F
郵撥帳號／1604621-1　紅螞蟻圖書有限公司
電　　話／(02)2795-3656（代表號）
傳　　眞／(02)2795-4100
登 記 證／局版北市業字第1446號
法律顧問／通律法律事務所　楊永成律師
印 刷 廠／鴻運彩色印刷有限公司
電　　話／(02)2985-8985・2989-5345
出版日期／2004年8月　第一版第一刷

定價 250 元

ISBN 957-659-449-9　Printed in Taiwan